HENDRIK VERST
DENISE VERST

Ich verspreche dir: ICH WERDE **NICHT** STERBEN

Wie eine Diagnose
das Leben einer Familie
schlagartig änderte

IMPRESSUM
Ich verspreche dir: Ich werde nicht sterben

MIX
Papier | Fördert gute Waldnutzung
FSC® C109273

Klimaneutral
Druckprodukt
ClimatePartner.com/20273-2311-1008

2. Auflage

Weyerstraße 88–90
50676 Köln

Texte: Denise und Hendrik Verst
Unter Mitarbeit von: Angela Kuepper
Layout, Design & Covergestaltung: Marietheres Schoppmann – www.marietheres-viehler.de
Satz: Katja Muggli
Projektleitung: Sarah Völker
Fotos: Fotos: Coverfoto, Autorenfoto Klappe, S. 117, S. 135: © privat
Emojis: © pixelliebe - stock.adobe.com

Gesetzt aus der Brandon Grotesque von © Hannes von Döhren, der Golden Plains von © BLKBK Fonts und der Broadcast Matter von © StereoType.

Gesamtherstellung: Community Editions GmbH

ISBN 978-3-96096-313-4

Printed in Poland

www.community-editions.de

Community EDITIONS

In tiefer Dankbarkeit für jene,
die im stillen Heldenmut anderen das Leben schenken,
für die Angehörigen,
die in Zeiten des Schmerzes Großzügigkeit zeigen,
und für unsere eigene Familie,
die stets an unserer Seite steht –
dieses Buch ist für euch.

INHALT

WILLKOMMEN

BEI DEN VERSTS

Oktober 2020

DENISE

Mein Blick fiel auf die Uhr. Kurz nach halb acht, in der Küche herrschte das allmorgendliche Chaos. Josie und Ella schaufelten Schokomüsli in sich hinein, Matheo hatte wie üblich auf einer exakt abgemessenen Mischung aus vier verschiedenen Cerealien bestanden. Ich machte mich auf die Suche nach den verschollenen Brotdosen, entsorgte die gammligen Reste vom Vortag und spülte die Dosen. Dann befüllte ich sie mit Broten und Obst. Und schon nahm das ewige Drama seinen Lauf. Egal, was ich hineinpackte, irgendein Kind hatte immer etwas daran auszusetzen. Für Diskussionen hatte ich an diesem Morgen jedoch keine Zeit, denn mir fiel gerade noch rechtzeitig ein, dass Josie ja Sport hatte. Also schnell den Turnbeutel gepackt, Carlie in die Babytrage geschnallt, und los ging es, um die Zwillinge in der Kita abzuliefern, während Josie sich auf den Weg zur Grundschule machte.
Kaum war ich wieder zu Hause, kam Tylor, meine Älteste, verschlafen die Treppe herunter. „Warum hast du mich nicht geweckt?“, fragte sie genervt. „Jetzt komm ich voll zu spät!“
Natürlich hatte ich sie geweckt. Aber Teenager kriegt man nicht so leicht wach, wenn sie nicht wollen, und irgendwie hatte ich mir eingebildet, sie wäre längst unterwegs.
Als die Haustür hinter ihr zufiel, brauchte ich erst mal Kaffee. Wer mich kennt, weiß, dass ohne Kaffee bei mir gar nichts geht. Also legte ich Carlie ins Bettchen und stellte den Kaffeevollautomaten an. Ein Fauchen und Gluckern bestätigte meine böse Ahnung: Er zickte mal wieder! Das hätte ich in diesem Moment am liebsten auch getan. Nur war gerade keiner da, der

mich gehört hätte. Hendrik arbeitete im Homeoffice, vier von unseren fünf Kindern waren in Schule und Kita, und Carlie schlief den Schlaf einer Neugeborenen: tagsüber so fest, dass nichts sie wecken konnte, und nachts ... na ja, wie das eben so ist.

Willkommen bei den Versts, an einem ganz gewöhnlichen Dienstagmorgen.

Dass dieser Tag alles andere als gewöhnlich werden sollte, ahnte ich nicht, während ich putzte, das Essen vorbereitete und mich auf die Kinder freute. Bei all dem Chaos liebte ich meine Familie über alles. Ein besseres Leben hätte ich mir nicht wünschen können. Nur meine Pflanzen, die regelmäßig vertrockneten, hätten das anders gesehen.

Irgendwann tauchte Hendrik auf.

„Kaffee kannst du vergessen“, sagte ich.

„Schon wieder kaputt?“

„Ja“, grummelte ich.

„Weißt du was?“, meinte er, während er Carlie auf den Arm nahm und sich mit ihr auf die Couch kuschelte. „Du wünschst dir doch schon so lange eine Siebträgermaschine. Lass uns nachher nach Essen fahren. Wenn uns eine gefällt, dann nehmen wir sie mit.“

Das war Musik in meinen Ohren, ich freute mich riesig.

Nachmittags, während Tylie auf die Zwillinge aufpasste, fuhren wir los. Carlie nahmen wir mit; mit ihren acht Wochen hatte ich sie am liebsten immer bei mir.

Allein schon beim Anblick der glänzenden Siebträgermaschinen war meine Müdigkeit wie weggeblasen.

Während ein Verkäufer uns verschiedene Maschinen zeigte, beugte Hendrik sich zu mir. „Ist dir auch so kalt?“, fragte er leise.

Kalt? Meine Jacke stand offen, in der Trage vor meiner Brust schlief Carlie.

Ich tastete nach ihren winzigen Händen und den Beinchen, sie waren warm. Mich selbst brauchte er erst gar nicht fragen, acht Wochen nach der Geburt waren meine Hormone noch derart durcheinander, dass ich auch ohne Jacke hätte rausgehen können, obwohl schon Ende Oktober war. Ich schüttelte den Kopf und konzentrierte mich auf die Worte des Verkäufers, der in mir gleich den Kaffee-Junkie erkannt hatte und mit vielversprechenden Details um sich warf.

„Ist dir wirklich nicht kalt?“, fragte Hendrik wieder.

Ich warf einen Blick in den Verkaufsraum. Die Tür stand offen, ließ Herbstluft herein. An der Theke saßen Leute in Hemd, Blazer, Shirt und tranken Kaffee, niemand schien zu frieren. Eine vage Unruhe erfasste mich. Wir entschieden uns rasch für eine Maschine, einer der Mitarbeiter trug sie hinaus zum Wagen.

An der Kasse starrte der Kassierer Hendrik an. Ich folgte seinem Blick. Hendriks Hand hatte zu zittern begonnen.

„Da stimmt was nicht“, sagte Hendrik. Ein Blick in sein blasses Gesicht sagte mehr als alle Worte. Da stimmte etwas ganz gewaltig nicht!

„Willst du zum Arzt?“, fragte ich, nachdem wir bezahlt hatten und beim Wagen standen.

Hendrik schwieg einen Herzschlag lang, dann nickte er. „Ja“, sagte er nur. Dieses eine Wort.

Fünf Jahre waren vergangen, seit seine Autoimmunhepatitis diagnostiziert worden war. Fünf Jahre, in denen er Magenspiegelungen, Krampfadern in der Speiseröhre und vieles mehr stillschweigend erduldet hatte. Nie hatte er Ja gesagt, wenn ich ihn gefragt hatte, ob ich ihn zum Arzt fahren sollte.

Natürlich war mir nicht verborgen geblieben, dass Hendrik in den vergangenen Wochen abgenommen hatte. Dass er müde war, erschöpft. Das war ja auch kein Wunder mit vier lebhaften Kindern und einem Baby. Aber das hier hatte eine andere Dimension, das spürte ich genau. Wie ferngesteuert legte ich Carlie in den Kindersitz, wir fuhren nach Hause. Im Kopf überschlug ich die Möglichkeiten. Die Kinder waren daheim, ich wollte unser Baby nicht allein lassen, in die Arztpraxis dürfte ich wegen der Corona-Verordnungen nicht mitkommen. Ich würde eine gute Freundin fragen, ob sie Hendrik fahren könnte.

Kaum waren wir zu Hause, meinte er: „Ich schaff das nicht, ruf einen Krankenwagen." Er zitterte inzwischen so heftig, dass er sich fast nicht auf den Beinen halten konnte.

„Setz dich doch", sagte ich, während Panik in mir hochschoss. Aber er schüttelte den Kopf. Er hatte Angst, nicht wieder hochzukommen. Angst, dass er innerlich verblutete. Mein Puls begann zu rasen, als ich nach dem Telefon griff. Nie hatte ich mir vorstellen können, wie schwer es ist, in einer Notsituation einen Krankenwagen zu rufen.

Kaum hatte ich jemanden dran, fing ich an zu weinen.

„Etwas stimmt nicht mit meinem Mann, er hat eine Leberzirrhose. Bitte kommen Sie sofort."

Während ich unsere Adresse durchgab, verschlechterte sich Hendriks Zustand vor meinen Augen. Er zitterte jetzt am ganzen Körper. Noch nie hatte ich solche Angst um ihn gehabt. Meine Gedanken überschlugen sich. Die Kinder! Ich wollte auf keinen Fall, dass sie mitbekamen, in welch schlechtem Zustand ihr Papa war. Zum Glück spielten sie gerade oben im Kinderzimmer, das nach hinten rausging. Geistesgegenwärtig bat ich darum, dass die Sanitäter ohne Sirene vorfuhren.

Minuten später zuckte Blaulicht über die Fassade unseres Hauses.

„Was passiert jetzt, wo fahren Sie ihn hin?", wollte ich wissen, als die Sanitäter Hendrik auf die Trage legten und in den Rettungswagen schoben. So ein grausames Gefühl, nicht an seiner Seite sein zu dürfen!

„Das entscheidet sich, wenn wir unterwegs sind. Wir geben Ihnen Bescheid“, antwortete der eine und zog die Hecktür zu. Im nächsten Moment fuhren sie auch schon los. Verloren sah ich dem Wagen hinterher. Jetzt sprang auch die Sirene an. Minuten später erfuhr ich: „Ihr Mann kommt in die Uniklinik Essen. Ein Arzt wird sich bei Ihnen melden.“
Und das Warten begann.

Es war schon Abend, als endlich der Anruf kam. Hendriks Blutwerte waren unfassbar schlecht. Das Ärztegremium war sich sicher, dass er einen Darminfarkt hatte. Jede Minute zählte: Denn wenn der Darm tatsächlich abstarb, würde er die Nacht ohne einen Eingriff kaum überleben. Gewissheit sollte eine explorative Laparotomie geben, ein Bauchschnitt, um einen Blick ins Innere des Körpers werfen und, wenn nötig, sofort operieren zu können.

„Und dann?“
„Dann werden wir den Teil des Darms chirurgisch entfernen, der am Absterben ist“, erklärte der Arzt mir.
Kurz danach rief Hendrik an. „Ich komme gleich in den OP“, sagte er und klang so schwach. „Das wird schon“, schob er hinterher. Natürlich machte er sich Sorgen, doch nicht um sich selbst, sondern um mich, um die Kinder. So ist er.
Ich konnte das alles nicht fassen. Mit dem Telefon in der Hand ging ich ins Bad, um ungestört reden zu können. „Was passiert denn jetzt?“
„Die schneiden mich auf und gucken, was mit dem Darm los ist. Im schlimmsten Fall muss ich einen künstlichen Ausgang bekommen.“ Er klang bedrückt.
„Dann lernen wir, wie man den Beutel wechselt. Hauptsache, es geht dir wieder besser“, sagte ich. Hauptsache, du lebst, dachte ich.

Und wieder begann das Warten.
Der Arzt hatte versprochen, nach der OP anzurufen. Enge Freunde kamen vorbei, es wurde spät, die Kinder schliefen längst. Noch immer hatte der Arzt sich nicht gemeldet. Irgendwann konnte ich die Ungewissheit einfach nicht mehr aushalten, rief in der Klinik an.
„Sie müssen die Leitung freigeben", sagte die Stimme am anderen Ende. „Die ist nur für Notfälle."
„Aber das ist doch ein Notfall! Mein Mann wird seit Stunden operiert. Ich muss wissen, wie es ihm geht. Ob er noch lebt!"
„Wenn er tot wäre, hätten wir Sie angerufen", sagte die Stimme. Ein Satz, den ich nie vergessen werde.
Wieder verging Zeit, endlose, in die Länge gezogene Minuten. Danny, mein bester Kumpel, rief an meiner Stelle an, auch er bekam keine Auskunft. Ich schickte meine Freunde nach Hause. Nach Mitternacht verzog ich mich ins Bad und lief Runde um Runde im Kreis, während die Angst mich fest im Griff hatte. Meine Freundin Randa meldete sich, versuchte mich zu beruhigen. Dann endlich, als es schon Morgen wurde, bekam ich den Arzt ans Telefon. Ich erfuhr, dass Hendrik im Aufwachraum lag. Die OP hinter sich hatte.
„Es war ein schwerer Eingriff. Wir mussten sämtliche lebenserhaltenden Maßnahmen ergreifen."
Mir wurde schlagartig eiskalt, ich fühlte mich wie eingefroren. Hendrik war dem Tod gerade noch mal von der Schippe gesprungen.
„Die gute Nachricht ist, dass der Darm ohne Befund war und er keinen künstlichen Ausgang braucht."
„Dann war alles umsonst?"
„Sämtliche Untersuchungen deuteten auf einen Mesenterialinfarkt hin. Hätten wir gezögert und der Darm wäre abgestorben, hätten wir Ihren Mann nicht retten können. Insofern war die Operation nicht umsonst. Wir

suchen weiter nach der Ursache für seinen Zustand, doch im Augenblick ist er stabil."

Ich schluckte. „Und die schlechte Nachricht?"

Der Art räusperte sich. „Die OP hat der Leber Ihres Mannes stark zugesetzt. Er wird ein neues Organ brauchen. In den nächsten drei Tagen wird es ihm drastisch schlechter gehen."

Noch schlechter?

Nachdem ich aufgelegt hatte, sank ich auf den Teppich im Bad, meine Finger fuhren durch den Flausch. Ich durfte jetzt nicht zusammenbrechen. Hier ging es nicht um mich. Es ging um Hendrik und um unsere Kinder. Ich musste mich zusammenreißen, um ihnen keine Angst zu machen. Musste Zuversicht verbreiten. Auch wenn mein Innerstes sich anfühlte wie eine einzige Wunde.

HENDRIK

Meine Augen öffneten sich, ich blinzelte in dem hellen, kalten Licht. Im nächsten Moment spürte ich einen Druck im Hals, wollte etwas sagen, doch ich bekam keinen Ton heraus. Ich konnte nicht mehr sprechen! Panik erfasste mich, mein Herz begann zu rasen. Der Monitor rechts von mir piepte hektisch. Ich begann zu würgen. Da steckte etwas in meiner Kehle, in meinem Mund. Fahrig tastete ich danach, wollte es rausreißen ...

„Ganz ruhig, Sie sind intubiert", sagte eine männliche Stimme neben mir. Bevor ich einen klaren Gedanken fassen konnte, verschwamm die Umgebung vor meinen Augen, und ich dämmerte wieder weg.

Irgendwann wachte ich auf, und der Druck in meiner Kehle war weg. Sie fühlte sich rau an, schmerzte. Mein Mund war staubtrocken. Es gelang mir, den Blick auf den Raum zu fokussieren. Weiße Wände, ich lag in einem Bett. Du bist im Krankenhaus, erinnerte ich mich. Und dann fiel es mir wieder ein. Ich war notoperiert worden.

Meine Hände tasteten nach dem OP-Hemd, ich hob es an. Mein Bauch war geschwollen, orangefarbene Schlieren verliefen über die Haut. Jetzt wusste ich auch, woher der Schmerz kam, stechend bei jeder noch so kleinen Bewegung: Eine wulstige Narbe zog sich von meinem Brustbein hinunter bis zur Leistengegend. Sie war getackert, die Metallklammern gruben sich in regelmäßigen Abständen in die Haut.

Ich tastete links und rechts an der Narbe entlang. Die Haut war taub, sonst war da nichts. Nur ein Drainagebeutel, doch kein künstlicher Ausgang. Konnte das sein? Ich muss den Pfleger fragen, mich vergewissern, dachte ich und sah mich um.

Ein stämmiger Mann mit Bart, sicher eins neunzig groß, trat an mein Bett. „Ich bin Stephan", stellte er sich vor und erklärte mir, dass die Operation gut verlaufen sei. Ich hätte keinen künstlichen Ausgang.

Eine unglaubliche Erleichterung erfasste mich. Als ich eine neue Dosis Schmerzmittel bekam, dämmerte ich erneut weg, dankbar, am Leben zu sein. Irgendein Gedanke rumorte im hintersten Winkel meines Bewusstseins. Etwas, wovor der Arzt mich gewarnt hatte, noch vor der OP. Doch bevor ich es fassen konnte, schlief ich auch schon wieder ein.

10 Tage später

Es ist jedes Mal ein Wunder, wie sich ein Körper nach einem schweren Eingriff erholt. Die allerersten Mobilisierungsversuche waren eine ziemliche Katastrophe gewesen, doch inzwischen war ich in der Lage, allein zum Aufzug zu gehen. Wobei das eher ein Kriechen war, doch ich wollte mich nicht

beschweren. Vor allem nicht heute. Auf dem Gang war unter Corona-Auflagen ein Bereich für die Besuchenden eingerichtet worden, ein paar Tische mit Stühlen, eine Bank. Hier würde ich Denise wiedersehen. Ich freute mich so auf sie! Zugleich machte ich mir Gedanken, wie sie auf mich reagieren würde. Ich hatte extrem abgenommen, doch mein Bauch war ziemlich geschwollen. Meine Haut war fahl, das Gesicht eingefallen, dazu die ganzen Schläuche ... Fit sah anders aus.
Inzwischen war mir auch wieder eingefallen, wovor der Arzt mich gewarnt hatte. Dass meine Leber versagen könnte. Nun war der Fall eingetreten. Alles lief auf eine Transplantation hinaus. Eine Tatsache, die einen ganzen Schwarm an Fragen und Gedanken in mir nach sich zog. Ich brauchte eine ganze Leber, nicht nur einen Leberlappen. Um zu überleben, war ich auf eine Organspende angewiesen. Was, wenn es keine passende Leber gab? Was, wenn ...
Ich verbot mir, weiter in diese Richtung zu denken. Ich durfte, ich würde Denise und die Kinder nicht allein lassen. Alles würde gut werden.
Nervös blickte ich auf die Anzeige des Aufzugs. Mit einem Pling öffnete sich die Tür, und da stand Denise. Endlich! Ich strahlte über das ganze Gesicht.

DENISE

Mein Blick fiel auf Hendrik, und ich erschrak. So sah ein Mensch aus, der starb. Ich schluckte. Im nächsten Moment wünschte ich mir, die Aufzugtür würde sich wieder schließen. Ich wollte Hendrik nicht ansehen. Ich wollte ihn nicht so in Erinnerung behalten.
Mir schossen Tränen in die Augen. Immer wieder hatte ich mir gesagt: Du darfst nicht weinen, wenn du ihn siehst. Das klappte ja mal gar nicht.

Zögerlich ging ich ein paar Schritte auf ihn zu. Ich hatte einen Coronatest gemacht, dennoch mussten wir Abstand halten. Und ich hätte mich auch gar nicht getraut, ihn zu umarmen, so zerbrechlich wirkte er.

Mein Blick huschte zu ihm. Sein Gesicht war völlig verändert. Der Schädel knöchern, die Ohren sahen aus, als stünden sie ab. Und die Zähne! Wie konnte ein Mensch so riesige Zähne haben?! Mit Tränen in den Augen wandte ich mich ab, sah dann doch wieder hin, bemerkte, dass der Bund seiner Hose schlotterte und ihm überall zu weit war. Erst tags zuvor hatte ich beim Empfang eine Tüte mit Kleidung für ihn abgegeben. Inzwischen waren wir bei XS angelangt.
Wir ließen uns auf eine Bank sinken, ich spürte, dass er Schmerzen beim Sitzen hatte, hin und her rutschte. Sicher taten ihm die Knochen weh. Ein Arzt huschte vorbei, gefolgt von einer Pflegerin. Tränen liefen über mein Gesicht, ohne dass ich etwas dagegen tun konnte.
„Hey, das wird schon wieder“, sagte Hendrik. „Alles wird gut.“
Ich blickte auf. „Gar nichts wird gut!“, entgegnete ich weinend. „Hast du mal in den Spiegel gesehen?“
Was war ich bloß für eine Ehefrau. Da saß ich hier, neben ihm, und sagte ihm ins Gesicht, was ich dachte, statt ihn zu trösten. Er hatte Schmerzen, war am Rande seiner Kraft. Und ich? Aber ich konnte nicht anders. Ich war schon immer ehrlich gewesen. Und sich hier und jetzt etwas vorzumachen, in dieser Situation? Das fühlte sich völlig falsch an.
„Ich weiß“, sagte er. „Aber mach dir keine Sorgen. Das wird schon ...“
„Hendrik! Du stirbst!“, schluchzte ich. Eine Angst griff nach mir, die ich nicht in Worte fassen konnte. Ich schlug die Hände vors Gesicht.
„Ich weiß, dass ich abgenommen habe“, versuchte er mich zu beruhigen. „Aber es geht mir wirklich schon viel besser ...“

„Besser?“ Jetzt sah ich ihm in die Augen. „Hendrik, sei ehrlich. Du stirbst.“
„Nein, ich sterbe nicht“, entgegnete er. Sein Blick verhakte sich mit meinem.
„Kannst du mir das versprechen?“, fragte ich.
Er sah mich fest an. „Ich verspreche dir: Ich werde nicht sterben.“
In diesem Moment glaubte ich ihm.

Dieses Versprechen wurde zu einem Ritual zwischen uns.
Auch dann, als es Hendrik noch schlechter ging. Als er noch dünner wurde. Als die erste Leber nicht passte, die zweite und die dritte auch nicht. Als er im Bad auf dem Teppich lag, über den ich meine Kreise gezogen hatte in jener Nacht, in der er notoperiert worden war. Als ich kaum mehr hatte als die Erinnerung an den Mann, mit dem ich eine wunderbare, große, chaotische Familie mit fünf Kindern hatte. In den ich mich zehn Jahre zuvor Hals über Kopf verliebt hatte …

WÜNSCHE

AN DAS LEBEN

DENISE

Immer schon hatte ich mich nach der Geborgenheit einer Familie gesehnt. Nach einem Ort, wo ich so sein darf, wie ich bin, mit all meinen Stärken und auch mit meinen Schwächen. Wo ehrliche, aufrichtige Liebe gelebt wird. Wo jeder für den anderen da ist, egal, was passiert. Das war mein größter Wunsch ans Leben. Mein Vater hatte sich das Leben genommen, als ich sechs gewesen war. Ich war sehr früh von zu Hause ausgezogen und auf mich gestellt. Neben meiner Tätigkeit als Verkäuferin im Einzelhandel hatte ich zwei Jobs, um finanziell über die Runden zu kommen. Bald verliebte ich mich Hals über Kopf in meinen ersten Freund. Wir waren beide so jung, so unerfahren. Wir stolperten ins Leben, in unsere Beziehung ... und kamen gar nicht auf den Gedanken, innezuhalten und zu hinterfragen, ob wir wirklich die Richtigen füreinander waren. Stattdessen heirateten wir, bekamen ein Kind – meine Tochter Tylor, auch Tylie genannt.

Wenn man sich fest nach etwas sehnt, neigt man dazu, Scheuklappen aufzusetzen und stur einem Weg zu folgen, der einen ans vermeintliche Ziel führt. Ich hatte nicht zurückgeblickt und war vorwärts gehastet, immer weiter, weil ich dachte, irgendwo in naher Zukunft das Glück zu finden. Manchmal ist ein solcher Wunsch so groß, so übermächtig. Man blendet die Realität aus, färbt die Welt um sich herum rosarot, webt Illusionen – und wacht eines Tages auf, um zu erkennen, dass die Wirklichkeit völlig anders aussieht. Und dass die Unterschiede zwischen zwei Menschen, die man in seiner Verliebtheit weggewischt hat, zu unüberwindlichen Barrieren geworden sind. Meine Tochter war vier Jahre alt, als ihr Vater und ich uns trennten. Mein Traum von einer großen, harmonischen Familie war fürs Erste geplatzt. Doch er lebte weiter in mir, auch wenn ich einmal mehr erfahren hatte, dass man ihn nicht erzwingen kann.

All diese Gedanken wirbelten in meinem Kopf herum, als ich mit einer heftigen Grippe in unserer dunklen Altbauwohnung lag. Wir hatten sie selbst saniert; ich hatte den Boden verlegt, der sich an einigen Stellen wölbte, sodass ich ihn kurzerhand angenagelt hatte. Die einfachen Möbel waren in Mahagoni-Optik, die Bettwäsche orange, und alles kam mir schief vor: die Wände, der Schrank, mein Leben. Wegen der immensen Heizkosten hielt ich nur noch das Kinderzimmer warm und war ständig krank. Diesmal hatte es mich so richtig erwischt. Die Glieder schmerzten, und das Fieber kletterte immer höher. Tylie war bei ihrer Oma, da ich zu schwach war, sie zu versorgen.
Irgendwann in diesen Tagen packte mich die Langeweile, und ich ließ mich von MTV berieseln. In den Pausen wurde ständig Werbung für eine Dating-Webseite gemacht, auf der ich eine Weile zuvor ein Profil erstellt hatte. Um mich abzulenken, zog ich den Laptop heran und loggte mich auf der Seite ein. Eines der ersten Bilder, die in meinem Feed erschienen, zeigte einen jüngeren Mann mit Pilotenbrille, der hinter dem Steuerrad eines Bootes stand. Hendrik hieß er. Seine Augen konnte ich nur erahnen, doch ich bemerkte das leichte Lächeln um seine Lippen. Es war so ehrlich, so unheimlich nett. Ich klickte auf Hendriks Profil und las die wenigen Zeilen, mit denen er sich der Online-Welt präsentierte. Er war aktiv, sportlich, reiste gern, war abenteuerlustig, kommunikativ ... Wieder rief ich sein Foto auf. Wie er da stand, wirkte er so natürlich. Er protzte nicht, dann hätte ich ihn gar nicht angeklickt. Im Gegenteil, ich meinte, etwas Liebes, auch Verletzliches, vor allem aber Einfühlsames in seinem Wesen zu erkennen. Soweit das anhand eines Bildes möglich war.

Ich konnte mir selbst nicht erklären, woher das Gefühl kam, das mich nicht losließ. Warum ich plötzlich so aufgeregt war. Ich wusste nur eines: Ich musste dem auf den Grund gehen. Kurz entschlossen hinterließ ich ihm eine Nachricht: „Hi."

HENDRIK

Kindheitserinnerungen ... sie können so unbeschwert sein, so voller Magie. Auch in mir wohnen sie: Bilder von Familienurlauben im Münsterland, mit Rad und Zelt unterwegs. Von Sommerabenden, die nicht zu enden schienen, der Kopf in den Wolken, der Duft gemähter Wiesen in der Nase, die Knie aufgeschürft. Und immer spielt Anna darin eine Rolle, meine älteste Schwester.

Wir heckten eine Menge Verrücktheiten aus. Manchmal waren wir auch leise, versteckten uns in selbst gebauten Höhlen, und ich lauschte den Geschichten, die sie für mich erfand. Anna ...

Es ist mein sechster Geburtstag. Viele Leute kommen vorbei, doch nicht zum Feiern. Sie alle weinen ... und ich weine auch. Auf dem Sofa liegt Anna. Neun ist sie. Früher hatte sie ganz seidige braune Haare, die mich kitzelten, wenn wir uns auf das Sofa kuschelten und Anna mir vorlas. Jetzt hat sie gar keine Haare mehr. Das kommt von der scharfen Medizin, die sie nehmen musste. Und diesem Gerät, in das die Leute im Krankenhaus Anna geschoben haben, um sie zu bestrahlen. Seitdem ist Anna ganz schwach. Aber jetzt muss sie keine Medizin mehr nehmen. Denn sie hilft ihr nicht mehr.

Ich stehe bei ihr, streichle sie. Warte, ob sie die Augen öffnet. Bald wird sie die Lider für immer schließen. Aber das verstehe ich noch nicht ...

Drei Tage nach meinem sechsten Geburtstag starb Anna am Krebs. Ihr Tod sollte vieles bei uns zu Hause verändern. Meine Eltern lebten sich auseinander, der Schmerz war zu groß. Ich spürte zum ersten Mal, was Einsamkeit bedeutet. Und dass Glück und Unbeschwertheit kein Geburtsrecht sind, sondern ein Geschenk.

Wir sprachen nicht viel über Annas Sterben und den Tod, das tat zu weh. Stattdessen versuchten wir, weiterzumachen.

Mein Vater war Lagerleiter, meine Mutter beschloss nach Annas Tod, sich zur Altenpflegerin ausbilden zu lassen, um etwas Sinnvolles zu tun und die Leere in sich zu füllen. Große finanzielle Sprünge konnten wir uns nicht erlauben, und das war auch gar nicht wichtig. Stattdessen improvisierten wir. Ich spielte viel Fußball, sehr zum Leidwesen meiner Eltern, weil ständig die Schuhe kaputtgingen. Mein Vater hatte irgendwann die Nase voll und kaufte mir Arbeitsschuhe mit Sicherheitskappe: Die hielten dem Kicken stand. Ich fand sie klasse. Und die Blicke meiner Klassenkameraden, die Nike-Sneakers zu ihren Helly-Hansen-Jacken trugen, kümmerten mich nicht. Schuhe waren für mich nichts, das irgendeine Bedeutung hatte, die über ihren Zweck hinausging. Und so war es mit allem Materiellen.

Computer hatten schon früh mein Interesse geweckt, ich arbeitete bereits während der letzten Schuljahre im IT-Bereich. Von dem Geld, das ich verdiente, finanzierte ich später meine Reisen. Ich wollte die Welt sehen, die Natur erleben, wo sie noch ursprünglich und wild war. Mit Freunden reiste ich durch die grüne Hölle Guatemalas und las mitten im Regenwald eine Tarantel auf. In Belize ging ich vom Schlauchboot aus mit zweifelhaften Guides mitten in der Nacht tauchen; sie sahen nicht mal den Hai, wir schon. Angst? Hatte ich keine. Ich nahm an Abenteuern mit, was ich kriegen konnte, und dachte nicht groß über mögliche Gefahren nach. Etwas trieb mich dazu, das Leben zu packen, seine Möglichkeiten voll auszuschöpfen. Dabei war mir bewusst, dass dies nur eine Phase war. Etwas, was ich sozusagen erledigte, bevor „das richtige Leben“ begann. Bevor ich meine eigene Familie haben würde. Einen Ort der Geborgenheit, an dem man gemeinsam etwas schuf, das größer war als die Summe seiner Einzelteile.

Vorerst aber waren Freunde wichtiger. Der Spaß, den wir hatten, vor allem aber auch die Einsätze des Technischen Hilfswerks, wo ich Mitglied war. Das Gefühl, gemeinsam etwas zu schaffen, Menschen in Not zu helfen. Synergie war das Zauberwort, jeder trug seinen Teil dazu bei, und so wuchsen wir manches Mal über uns hinaus.

Familie, so dachte ich mir, war die Steigerung dieses Gefühls. Ich stellte mir vor, eine Partnerin an meiner Seite zu haben, die ich lieben, beschützen, unterstützen konnte ... mit der ich eines Tages Kinder haben und ihnen all die Werte mitgeben würde, die mir im Leben wichtig waren und sind: Ehrlichkeit. Hundertprozentige Verlässlichkeit. Gelebte Liebe.

Aber dafür war ja noch Zeit, ich war gerade mal Mitte zwanzig, und das ganze Leben lag vor mir. Dachte ich.

Damals hörte ich MTV rauf und runter. Und wer MTV sah, kam um die Werbung nicht herum. Im Herbst 2010 wurde ständig eine Seite fürs Onlinedating eingeblendet.

Warum nicht, dachte ich mir. Mehr aus Spaß erstellte ich ein Profil, lud ein paar Bilder hoch, die während meiner Reisen entstanden waren. Natürlich wollte ich cool rüberkommen. Alles in allem wünschte ich mir, neue Leute kennenzulernen. Eine Partnerin? Vielleicht. Wobei das ja wie gesagt noch Zeit hatte. Und überhaupt, meine Traumfrau, die würde mir eines Tages irgendwo über den Weg laufen, doch kaum auf einer Dating-Plattform.

Über meiner Arbeit vergaß ich die Webseite, bis mich MTV hartnäckig daran erinnerte. Ich loggte mich ein und sah, dass ich eine Nachricht bekom-

men hatte. Ich klickte das Profil an, hielt inne. Denise. Ein seltsames Gefühl erfasste mich. Mein Herz schlug spürbar, war ich nervös? Ich sammelte meinen Mut.
„Hi", schrieb ich zurück.

DENISE

Aufgeregt umklammerte ich das Steuer meines kleinen Autos und fuhr zu einer Bar, in der wir etwas trinken gehen wollten. Neben mir: Hendrik. Ich traute mich kaum, den Blick von der Straße abzuwenden, um ihn anzusehen. Und als ich es tat, spürte ich ein Flattern in der Magengegend. Ein Blick, und schon verliebt? Offenbar ja!
Aus unseren einsilbigen Online-Kontaktversuchen zu Beginn hatte sich schnell ein lebendiger Austausch an Nachrichten ergeben. Wir hatten beide gespürt, dass wir einander nicht nur über Chats, sondern richtig kennenlernen wollten. Ein Bild, das einen anspricht, Worte, die hin- und herfliegen, all das kann besondere Vibes haben ... Doch was die Stimme eines Menschen in einem auslöst, sein Geruch, die Feinheiten der Mimik ... das wollte, das musste ich spüren. Ich wollte mich schließlich nicht schon wieder in eine Illusion von einem Menschen verlieben, sondern diesmal richtig.
In der Bar saßen wir einander gegenüber, redeten und redeten. Anfangs war Hendrik eher sparsam mit persönlichen Informationen. Ich fragte ihn nach seinem Nachnamen, er druckste herum. „Ich bin doch keine verrückte Serienkillerin", empörte ich mich und musste lachen, als er endlich nachgab und „Verst" sagte. Nach und nach taute er auf. Als der Kellner uns diskret zu verstehen gab, dass sie schließen wollten, fuhren wir zum nächsten McDonald's. Die Hände um die Kaffeebecher gelegt, nahmen wir unser Gespräch wieder auf.

Irgendwann erzählte Hendrik mir von Bernhard, seinem Stiefopa, den er nach einem Schlaganfall gepflegt und dessen Windeln er jeden Morgen vor der Schule gewechselt hatte. Er sprach so selbstverständlich darüber und merkte gar nicht, wie mir das Herz aufging. Ich sog die Worte förmlich in mich auf, nährten sie doch das Vertrauen, das ich in ihn fasste. So ein Mann, dachte ich, ist auch für dich da, wenn es dir mal nicht gut geht, wenn du auch mal jemanden brauchst.

Längst war die Nacht angebrochen. Die Plastiktische wurden abgewischt, und wir redeten weiter. Wir redeten immer noch, als die Stühle zusammengeschoben wurden, der Boden gewischt wurde und man uns inzwischen ziemlich direkt aufforderte, doch bitte endlich zu gehen. Es war kühl draußen, wir setzten uns in mein Auto. Und redeten weiter, auf dem Parkplatz. Die Scheiben beschlugen, die Welt draußen verschwamm, wir sperrten sie aus.

Irgendwann dämmerte es, der Morgen brach an. Und in mir war das Gefühl, ewig dort mit Hendrik sitzen und reden zu können. Vielleicht ist es so, wenn zwei Menschen füreinander bestimmt sind. Man redet und redet, um die Lebensströme ineinanderfließen zu lassen. Und um aus zwei Leben eines zu machen.

Ich war mir längst sicher, dass Hendrik der Mensch war, mit dem ich mein Leben teilen wollte. Doch da war eine Sache, die mir nicht aus dem Kopf ging: das Bild mit dem Motorrad.

Auf seinem Profil hatte er weitere Fotos gepostet, eines davon zeigte ihn in voller Montur neben einer riesigen Maschine.

Motorräder beschworen Angst in mir herauf, richtig tiefe Angst. Ob im hektischen Verkehr der Großstädte, in vollem Tempo über Landstraßen oder auf der Autobahn ... was anderen vielleicht einen Nervenkitzel und das

Gefühl von grenzenloser Freiheit schenkte, empfand ich als unglaubliche Gefahr. Ich wollte nicht, dass der Mensch, den ich liebte, sich solch einem Risiko aussetzte. Und überhaupt ... wenn mein Traum wahr werden sollte und ich irgendwann eine richtig große Familie haben würde: Wie sollte das gehen, wenn der Vater meiner Kinder, nur durch eine lächerliche Lederkluft geschützt, mit zweihundert Stundenkilometern durch die Gegend brauste? Dass die Kinder am Ende ohne Vater wären? Niemals!

In dieser Nacht musste ich mich vergewissern: „Und das Motorrad auf deinem Profilbild? Fährst du wirklich damit?"

„Ich habe es verkauft. Ich fahre schon seit Jahren nicht mehr", sagte er nur, und ich spürte, dass ich ihm vertrauen konnte.

Aus einem Süßstoffpapierchen faltete ich ein Herz und drückte es ihm in die Hand. Dass das Schicksal später auf eine völlig andere Art zum Schlag ausholen sollte, ahnte ich in dem Moment nicht.

HENDRIK

Wieder kam eine Erinnerung in mir auf. Auch diese Bilder hatte ich lange nicht zugelassen.

Es ist Nachmittag, ich komme nach der Arbeit nach Hause. Meine Mutter hat sich schick gemacht, sie will mit Alfons, ihrem neuen Partner, zu einem Konzert. Doch er verspätet sich.

Alfons ist mein großes Vorbild und mein bester Freund. Wir machen eine Menge zusammen, unternehmen Motorradtouren, trinken abends was zusammen, schauen sonntags Formel 1, arbeiten in derselben Firma, bauen am Haus herum ...

„Ich fahr ihm entgegen und ruf dich von unterwegs an", sage ich und steige ins

Auto. Das habe ich schon öfter getan, damit meine Mutter sich nicht unnötig aufregt. Sicher wird er mir jeden Moment entgegenkommen.
Einige Hundert Meter weiter biege ich um eine Kurve und sehe eine Straßensperrung. Unvermittelt bremse ich und steige aus. Ich wende mich an den Polizisten. „Ich bin auf der Suche nach meinem Stiefvater, er ist mit dem Motorrad unterwegs", sage ich. Er nickt. „Fahren Sie vor, wir folgen Ihnen nach Hause."
Ich schlucke, meine Kehle wird eng. Was ist hier passiert?
Ich fahre los. Als wir vorm Haus parken, öffnet meine Mutter die Tür. Sie starrt den Polizisten an, wird ganz weiß im Gesicht. Noch bevor ich es realisiere, weiß sie Bescheid. Alfons ist tot.

„Ich habe mein Motorrad verkauft. Ich fahre schon seit Jahren nicht mehr", antwortete ich Denise. Mehr brachte ich nicht heraus.
Ich sah sie von der Seite her an. In den vergangenen Stunden war sie mir nähergekommen. Nah genug, um den Wunsch in mir zu wecken, sie vor allem Schmerz in dieser Welt zu beschützen. Dabei wirkte sie selbst so stark, so mutig, couragiert, ehrlich.

Um mich herum war viel Tod gewesen. Anna. Alfons. Danach hatte ich das Leben gesucht. Vielleicht war jetzt ja Zeit für die Liebe?

DENISE

Kaum dass wir uns verabschiedet hatten, schrieb ich Hendrik: *Danke für den schönen Abend.* Ich wollte ihm einfach sagen, wie besonders das Treffen für mich gewesen war. Ich war aufgeregt, aufgewühlt. Ich suchte kein Abenteuer, so war ich nicht. Ich suchte einen Menschen an meiner Seite, den ich liebte. Der mich liebte. Und ich war mir so sicher, dass er der Richtige war. Doch es gab ein Problem. Hendrik meldete sich nicht zurück.

Immer wieder schaute ich auf mein Handy, online in den Messenger-Dienst, den wir damals nutzten – nichts. Mit jeder Stunde, die verging, wurde ich unruhiger. Hatte ich mich am Ende in ihm getäuscht?
Ich ließ die Gespräche der Nacht Revue passieren. Anfangs war Hendrik zurückhaltender gewesen, während ich nach Tiefgang gesucht hatte. Er hatte viel und lebendig erzählt, doch mit persönlichen Dingen rückte er nicht so leicht heraus. Ich war überzeugt, dass er Zeit brauchte, um zu vertrauen. Und anhand kleiner Bemerkungen ahnte ich, dass das Leben auch bei ihm schon einige Wunden geschlagen hatte.
Natürlich hatte ich ihm gleich erzählen müssen, dass ich mir eine große Familie wünschte, mit vielen Kindern. „Was meinst du mit viele?“, hatte er wissen wollen und eine Augenbraue hochgezogen.
„Drei oder vier“, hatte ich gesagt. Einen Moment lang hatte er leicht überfordert gewirkt, dann aber gemeint: „Na, gucken wir mal.“
Hatte ich ihn damit am Ende verschreckt? Immerhin war es unser erstes Date gewesen. Wer redet da schon von einem Haus voller Kinder? Aber nein, überlegte ich, er hatte etwas überrascht, aber nicht abweisend reagiert. Oder bildete ich mir das alles nur ein?
Meine Freundinnen brauchte ich erst gar nicht zu fragen, so viel war klar. Die hätten mich nur dezent darauf hingewiesen, dass ich schon einmal felsenfest überzeugt gewesen war, den Mann fürs Leben getroffen zu haben. Doch die romantischen Vibes, die in der Luft gelegen hatten, dort auf dem Parkplatz vor dem McDonald’s, die waren eindeutig gewesen. Aber warum rief er dann nicht an, schickte nicht mal eine kurze Antwort? So ging das nicht!

HENDRIK

Das gefaltete Herz aus Süßstoffpapier zwischen den Fingern, stieg ich in meinen Wagen. Im Rückspiegel sah ich Denise davonfahren. Ich legte das Herz ins Handschuhfach, damit es ja nicht verloren ging, und machte mich auf den Weg nach Hause. Dunst hing über den Feldern, doch am Horizont tauchte die Sonne auf, die Straße führte direkt darauf zu. Ein perfektes Bild für das, was gerade geschehen war. Ich hatte nach Bekanntschaften gesucht, nach Freundschaft, vielleicht etwas mehr – und die Frau fürs Leben gefunden.
Die unterschiedlichsten Gefühle stürmten auf mich ein. Respekt, ja, Bewunderung für diese starke Frau, die so früh im Leben schon so viel auf die Beine gestellt hatte. Die Mutter war. Ihr Kind über alles liebte.
Ob Tylor mich mögen, mich akzeptieren würde? Ob ich meiner Verantwortung gerecht werden könnte? Was brauchte ein kleines Kind überhaupt?
Eines war klar: Das mit Denise durfte ich auf keinen Fall vermasseln! Ich musste ihr zeigen, wie viel sie mir bedeutete. Wie wichtig, ja, groß sich alles anfühlte. Aber wie sollte ich das anstellen?

Als Denise Nachricht mich erreichte, hätte ich am liebsten sofort zurückgeschrieben. Doch ein guter Freund hatte mich gewarnt: „Bedräng sie nicht. Mach dich interessant. Schreib nicht gleich zurück, sondern warte mal ab ..."
Ich war jung und, was ernsthafte Beziehungen anging, ziemlich unerfahren. Vielleicht hätte ich die weisen Ratschläge meines Kumpels kritischer betrachten sollen, immerhin war er seit Jahren unfreiwilliger Single. Aber so weit dachte ich nicht. Ich rang mich dazu durch, Denise Raum zu geben, um ihr zu zeigen, wie viel sie mir bedeutete. Und vielleicht auch, um ein bisschen cool zu tun.

Bis mich eine richtig wütende Nachricht erreichte. *Also, so läuft das nicht,* schrieb Denise. *Wenn du kein Interesse hast, dann sag es. Wenn aber doch, denn melde dich, und zwar sofort!*
Ups, das saß. Ich schrieb so hastig zurück, dass meine Finger übereinanderstolperten. Taktieren, das begriff ich, war nicht der richtige Weg, ihr Vertrauen zu gewinnen. Also war ich ehrlich, hielt mich nicht länger zurück. Überwand in den folgenden Wochen meine Ängste, auch die vor Verlust, die mich seit der Kindheit geprägt hatten. Ich hörte auf mein Herz, ließ mich fallen in das größte Abenteuer meines Lebens. Und fand mein tiefstes Glück.

* * *

WIR

Was waren wir verliebt! Freunde schüttelten den Kopf, als wir schon bald beschlossen, zusammenzuziehen. Wir hatten nur wenig Geld, aber das war uns egal. Unsere erste Küche kostete gerade mal hundertfünfzig Euro, die Fronten beklebten wir mit schwarzer Folie. Ein Zimmer strichen wir knallpink, denn auch unser Leben war voller Farbe, Kraft und Energie.
Seit unserem ersten Kennenlernen war uns beiden klar, dass wir zusammengehörten, für immer. Wir wollten eine Familie gründen, wollten Verantwortung übernehmen für uns und unsere Kinder, und wir wollten miteinander alt werden. Wollten später auf einer Bank sitzen, Hand in Hand, unseren Enkelkindern beim Spielen zusehen und zurückblicken auf ein erfülltes Leben voller Liebe.
Natürlich lag ein Haufen Arbeit vor uns. Die Punkte, an denen wir in unserem Leben standen, waren völlig unterschiedlich. Denise hatte bereits eine gescheiterte Beziehung hinter sich, war Mutter. Hendrik hatte gerade stei-

genden beruflichen Erfolg als Software-Entwickler, bekam seinen ersten Dienstwagen. Und auch sonst waren – und sind – wir voller Unterschiede: Die Liste der Punkte, in denen wir uns unterscheiden, könnten wir endlos fortführen. Immer schon half uns unsere Verliebtheit, sie mit einem Lachen zu akzeptieren. Vor allem aber ist klar, dass wir letzten Endes dasselbe wollen, nur manchmal andere Wege gehen, um es zu erreichen. Und was wollen wir? Aufrichtigkeit. Verlässlichkeit. Geborgenheit. So sein dürfen, wie wir sind.

H: Sport ist für mich essenziell. Klar muss auch ich mich dazu aufraffen. Und die immer gleichen Übungen können ganz schön stupide sein. Aber dabei kann ich so richtig entspannen. Und ich weiß, ich tue meinem Körper etwas Gutes.
D: Ich hasse Sport!
H: Zur Fitness gehört auch bewusste Ernährung, das ist mir wichtig.
D: (kichert) Ich liebe Süßigkeiten! Ich könnte auf alles verzichten, nur nicht auf Schokolade.
H: Ich liebe Katzen. Als ich Denise kennenlernte, hatte ich eine …
D: Die mich gleich in den Finger gebissen hat!
H: Das war taktisch unklug von ihr. Aber immerhin hast du gesehen, dass ich bereit war, für ein Wesen Verantwortung zu übernehmen. So ganz unvorbereitet bin ich also nicht in unsere Patchwork-Familie geschlittert.
D: Du vergleichst jetzt aber nicht eine Katze mit einem Kind … Wobei du dich von Anfang an wirklich toll und aus ganzem Herzen um Tylie gekümmert hast.
H: Ich sag ja, ich war bereit, Verantwortung zu übernehmen.
D: Hat die Katze nicht draußen gelebt? Sich selbst versorgt?
H: Ups. Dafür habe ich andere Vorteile. Ich bin ich ein gelassener Mensch, die Ruhe selbst.

D: Hendrik hat definitiv mehr Geduld als ich, ich raste auch mal aus. Aber ich entschuldige mich dann immer. Im Gegensatz zu gewissen anderen Leuten ... (zwinkert)
H: (lacht) Du hast ja auch immer recht.
D: Natürlich!

Oft hört man, dass Menschen nur das leben und auch geben können, was sie selbst erfahren haben. Doch wir sind überzeugt, dass wir alle in uns die Fähigkeit tragen, zu lieben. Einander wertzuschätzen. Füreinander da zu sein.
Unsere Gesellschaft ist so angelegt, dass man als Paar seine zwei Kinder bekommt und ständig gezwungen ist, sie wegzuorganisieren, um arbeiten zu können. Menschen definieren sich hierzulande häufig mehr über die Arbeit und die Karriere als über die Familie. Eine gesunde Work-Life-Balance müssen viele überhaupt erst wieder erlernen. In unserer schnelllebigen Welt zählen der äußere Schein und die Besitztümer häufig mehr als innere Werte. Doch mit dem Konsum ist es so eine Sache: Hat man das eine, will man schon das Nächste. So ist unser System ausgelegt. Natürlich freuen auch wir uns über schöne Dinge. Doch sie alle erhalten ihren Wert eigentlich erst dadurch, dass unsere Kinder sie mit Leben erfüllen. Das breite Bett, in das Nacht für Nacht ein Kind nach dem anderen zum Kuscheln krabbelt. Der lange Tisch, an dem gegessen, geredet, auch mal gestritten, aber noch viel mehr gelacht wird ... Nie käme uns in den Sinn, Besitztümer über unsere Kinder zu stellen. Gesunde Kinder zu haben, ist ein Privileg, das ist uns bewusst. Mehr noch: ein Geschenk, das nicht selbstverständlich ist.
Das heißt nicht, dass ein Leben nur dann erfüllt wäre, wenn man Kinder hat. Für uns aber fühlt es sich so an. Und was sie uns mit jedem Tag aufs Neue zeigen, ist diese bedingungslose Liebe, die ihr Wesen erfüllt und uns an das Gute in uns Menschen glauben lässt.

Als wir damals zusammenzogen, erlebten wir, wie sich unsere Wünsche an das Leben nach und nach erfüllten. Wir hatten beide Kummer im Leben erlebt. Wir wussten, dass die Zukunft viele Variablen hat und nichts im Leben sicher ist, außer, dass es sich wandelt.

Glück heißt vielleicht aber auch, so zu tun, als ob – als ob man es festhalten, als ob man planen, als ob man ewig leben könnte.

Und so lebten und träumten wir damals ... und vergaßen ein Stück weit, dass das Leben das ist, was passiert, während man eifrig dabei ist, andere Pläne zu schmieden.

WIR HALTEN **ZUSAMMEN**

DENISE

Es ist wirklich schlimm mit mir: Von Kindern kann ich einfach nicht genug bekommen. Ich liebe alles an ihnen. Den speziellen Duft eines Neugeborenen. Die Grimassen, die Babys im Schlaf schneiden. Diese Nähe, wenn sie auf einem liegen. Ein Kind auf die Welt zu bringen, erfüllt mich mit einem Glück, das ich niemals in Worte fassen könnte. Wehen, Windelberge und durchwachte Nächte schrecken mich nicht ab, sie gehören einfach dazu. Ich würde es am liebsten immer wieder erleben: die Aufregung, wenn der Schwangerschaftstest positiv ist. Das Bangen der ersten Monate, dann die Gewissheit. Die federleichten Berührungen, wenn das Baby sich bewegt, und auch die Tritte. Wie der Bauch immer größer wird und ich weiß: In mir wächst ein Mensch heran. Und dann der Moment der Geburt, wenn man diese überwältigende Liebe spürt und den Wunsch, das winzige, hilflose Wesen auf ewig zu beschützen.

Als ich mit Josie schwanger war, hatte sich die Plazenta vor den Muttermund geschoben und den Geburtskanal versperrt. Weil bei einer sogenannten Placenta praevia die Gefahr starker Blutungen besteht, musste ich ab der 30. Woche die meiste Zeit liegend im Krankenhaus verbringen. Sicherheitshalber wurde in der 35. Woche ein Kaiserschnitt gemacht. Als ich aufwachte, lag mein Baby mit Atemproblemen unten auf der Intensivstation und ich oben im Aufwachraum. Ich war viel zu schwach, um zu ihr gehen zu können. Ein schreckliches Gefühl!

Am dritten Tag durfte ich Josie endlich besuchen. Dieses Gefühl! Ich war unsagbar glücklich. Sie war so winzig, so perfekt. Hendrik und ich versprachen ihr, immer, wirklich immer für sie da zu sein.

Mit Versprechen ist das so eine Sache. Sie können noch so sehr von Herzen kommen: Wenn die Zukunft hineinspielt, gibt es nur den Wunsch und die Hoffnung, aber keine Garantie. Doch daran dachten wir nicht, als Josie heranwuchs und wir uns bald ein weiteres Kind wünschten.

Hendrik war – und ist – der beste Vater, den ich mir vorstellen kann. Von Anfang an hatte er sich Tylie gegenüber so verhalten, als wäre sie seine eigene Tochter. Auch er wünschte sich weitere Kinder, doch er ging etwas nüchterner an die Sache heran, machte sich Gedanken um die finanzielle Situation, wollte schließlich all unseren Kindern gerecht werden können. Und dann war da auch noch die Sache mit dem Platz. Dass wir beide vom Schlafzimmer ins Wohnzimmer umzogen, war wohl der Klassiker. Irgendwann aber rückten wir unser Bett vom Wohnzimmer in den Flur, damit jedes unserer Kinder sein eigenes Zimmer hatte. Wobei nachts dann doch alle fünf regelmäßig bei uns im Bett landeten. Aber so weit waren wir im Sommer 2015 noch lange nicht, als Tylie zehn war und Josie bald drei wurde.

Zu viert erlebten wir eine unfassbar glückliche Zeit. Hendrik hatte seinen Job gewechselt, sodass wir uns im Juni 2015 unseren Traum erfüllten und vom Münsterland nach Düsseldorf zogen. Das Leben in der Großstadt war neu für uns, die Menschen waren so offen und unternehmungslustig. Wir hatten das Gefühl, ganz im Leben angekommen zu sein, auch wenn wir nicht gerade im Reichtum schwelgten. Doch wir hatten alles, was wir brauchten, und vor allem hatten wir uns. Bevor Hendrik abends von der Arbeit nach Hause kam, schnippelte ich Gemüse, briet Frikadellen, schnitt Wassermelonen und packte alles zusammen mit unserer blau geblümten Picknickdecke in den Trolley. Dann zogen wir zu viert los in den Hofgarten, suchten uns einen Platz auf der Wiese mitten unter Leuten und genossen das Leben.

HENDRIK

Natürlich hatte ich mir Gedanken gemacht, ob ein Jobwechsel und ein Umzug das Richtige für uns wären. Im Münsterland wohnten wir in einer Einliegerwohnung im Haus meiner Mutter, und ich arbeitete noch immer in derselben Firma wie zu der Zeit, als ich Denise kennengelernt hatte. Eigentlich bin ich ein Mensch, der auf Sicherheit bedacht ist. Und wir wünschten uns weitere Kinder. Was, wenn ich nicht gut genug wäre für den neuen Job? Wenn es mir dort nicht gefiele? Wenn ich arbeitslos würde? Doch hin und wieder braucht man im Leben Veränderung, eine Herausforderung, und als mir eine Stelle in Neuss angeboten wurde, entschieden wir uns dafür, den Schritt ins Ungewisse zu wagen.

In Düsseldorf herrschte ein völlig anderes Lebensgefühl als in unserem Dorf. Von dort war ich es gewohnt, dass die Leute in ihrer Freizeit zu Hause blieben. Jeder sparte auf ein Eigenheim, deshalb wurden der Kaffee oder das Bier lieber daheim getrunken, um keine unnötigen Ausgaben zu haben. In Düsseldorf lebten die meisten in einer Mietwohnung, so wie wir auch, und waren entsprechend viel draußen unterwegs. Wir staunten über all die Menschen, die uns begegneten, wenn wir durch die Altstadt spazierten oder in den Hofgarten gingen, um mit den Kindern Fußball zu spielen. Die Welt öffnete sich ein Stück weit, und wir waren voller Euphorie.

Auch körperlich ging es mir fantastisch. Ich trainierte jeden Morgen vor der Arbeit, wir lebten gesund. Und wenn ich mal zu irgendeiner Kontrolle zum Arzt ging und den Anamnesebogen ausfüllen musste, war ich immer auch ein bisschen stolz, überall ein „Nein“ ankreuzen zu können.

DENISE

An Krankheit dachte zu dem Zeitpunkt niemand von uns. Was sollte uns schon passieren? Hendrik war in meinen Augen der stärkste und gesündeste Mensch, er kannte nicht mal Kopfschmerzen. Jeden Morgen vor der Arbeit ging er ins Fitnessstudio, sodass ich ihn in meinem Handy als „Hulk" abspeicherte, zusammen mit einem grünen Herzchen.

Das Einzige, was uns damals belastete, war, dass ich einfach nicht schwanger wurde. Wir waren schon im Münsterland in Behandlung gewesen und machten in Düsseldorf gleich einen Termin in der Kinderwunschklinik aus. Dort wurde ich tatsächlich bald schwanger, doch ich hatte traurigerweise eine Fehlgeburt wie so viele Frauen. Ich versuchte mich auf das Positive zu konzentrieren: unsere zwei kerngesunden Kinder, die ein großes Geschenk für uns waren. Doch der Wunsch nach einem weiteren Kind blieb, und manchmal war da ein Ziehen in meinem Herzen, das zur Sehnsucht wurde.

Die Zeit verging wie im Flug, schon näherte sich Weihnachten. Die Kinder waren ganz aufgeregt, und wir sogen die festliche Stimmung in der Stadt mit all den Lichtern, Lebkuchendüften und Weihnachtsmärkten in uns auf.

Kurz vor Heiligabend saßen wir zusammen am Tisch. Mein Blick fiel auf Hendrik. Irgendwie sah er anders aus, so wie das Licht auf ihn fiel. Mit einem Mal beschlich mich ein unruhiges Gefühl. Irgendetwas war nicht in Ordnung.

„Du siehst so komisch aus", sagte ich.

„Danke, danke." Hendrik lachte. „Ich bin das blühende Leben." Ich verdrehte die Augen. „Setz dich mal da rüber, damit du nicht so im Licht bist."

Hendrik verkniff sich ein Augenrollen und kam meiner Bitte nach.

„Du siehst immer noch komisch aus", sagte ich und zog die Augenbrauen zusammen. „Du bist irgendwie gelb. So wie die Leute in Filmen, die eine Gelbsucht haben."

Hendrik griff nach seinem Handy und googelte. „Hier steht, das ist nichts Schlimmes, wenn die Haut mal gelb ist. Da gibt es so eine Krankheit, die junge Männer kriegen können. Ist gar nicht so selten. Hat was mit der Ernährung zu tun oder so."

„Ach ja, und wen kennen wir bitte schön, der auch jung ist und gelb?"

Hendrik lachte, doch ihm war schon klar, dass ich nicht lockerlassen würde. Schließlich war er seit drei Jahren mit mir verheiratet. Er stand auf, trat zum Spiegel und betrachtete sich. „Ich sehe nichts", sagte er. „Lass uns mal abwarten. Mir geht's gut, ich spüre wirklich nichts."

Tags darauf hätte ich schwören können, er wäre noch gelber geworden. Ich machte Fotos von ihm und den Kindern, verglich seine und meine Augäpfel. Doch Hendrik winkte ab. „Ich bin unzerstörbar", behauptete er.

Am ersten Weihnachtsfeiertag war Hendriks Mutter bei uns. Ich beschloss, mir bei ihr Verstärkung zu holen, und redete weiter auf Hendrik ein. Tags darauf hatte ich ihn endlich so weit: Er war bereit, zum Arzt zu gehen. Und weil zwischen den Jahren die meisten Praxen entweder überfüllt oder sowieso geschlossen waren, kamen wir überein, das Beste wäre, wenn er gleich in die Notaufnahme ginge. Das Krankenhaus lag direkt gegenüber von unserer Wohnung. Vielleicht hat er ja wirklich eine Gelbsucht, dachte ich. Dann muss er ein paar Tabletten nehmen, und alles ist wieder gut.

HENDRIK

Einer der typischen Unterschiede zwischen Denise und mir ist, dass wir Google völlig unterschiedlich lesen. Als ich „Haut + gelb" eingab, fand ich lauter Suchergebnisse, die auf die Ernährung mit carotinoidhaltigem Gemüse hindeuteten. Definitiv nichts Dramatisches und einfach zu beheben.

Denise hingegen las Gelbsucht, Krebs, Tod und bekam es mit der Angst zu tun. Natürlich wollte ich nicht, dass sie sich Sorgen machte, völlig unnötige noch dazu. Mal ehrlich, mir fehlte doch nichts!
Doch ich gab nach. Am zweiten Weihnachtsfeiertag spazierte ich rüber in die Notaufnahme. Und plötzlich änderte sich *alles*.

Lebererkrankungen können tückisch sein. Es dauert, bis sich Symptome zeigen, und dann ist es womöglich schon zu spät. Ja, ich war häufig müde, aber ich stand jeden Morgen früh auf, trainierte, arbeitete viel und verbrachte intensiv Zeit mit der Familie. Kein Wunder, wenn ich mal auf der Couch einnickte. Oder? Auf der Weihnachtsfeier der Firma wurde Düsseldorfer Altbier ausgeschenkt, ich nippte bloß daran, es schmeckte eigenartig. Mit Kaffee ging es mir ähnlich, doch Geschmäcker ändern sich bekanntlich, und eigentlich war es ja nur gesund, wenn ich weniger Koffein zu mir nahm. Weihnachten hatte ich kaum Appetit. Umso besser, dann musste ich mir keine Gedanken um überflüssige Feiertagspfunde machen. Man findet leicht Ausreden, wenn man will. Vor allem, wenn man sich ansonsten fantastisch fühlt. Vor allem, wenn man sich gar nicht eingestehen will, dass in Wahrheit eine Katastrophe auf einen zurollt.
Den Kindern hatten wir gesagt, dass Papa mal schnell was nachgucken lassen müsste im Krankenhaus. Und so saß ich allein da, wartete und wartete. Gefrühstückt hatte ich noch nicht. Irgendwann bekam ich Hunger. Denise hatte mir einen Schoko-Weihnachtsmann eingesteckt, ich naschte ein bisschen. Endlich war ich an der Reihe, sagte der jungen Assistenzärztin, meine Frau hätte mich hergeschickt, weil sie fände, dass meine Haut gelb sei.
„Ich mache erst mal einen Ultraschall", sagte die Ärztin.
Ich legte mich auf die Behandlungsliege und schob den Pulli hoch. Auf dem Bildschirm sah ich nichts als graues Flimmern. Und damit war ich offenbar

nicht allein. Die Ärztin wirkte auf mich wirklich sehr jung und unerfahren. Stirnrunzelnd blickte sie auf den Bildschirm, während sie den Ultraschallkopf tiefer in meinen Bauch drückte.
„Das gibt es tatsächlich selten, aber Ihr Körper ist irgendwie gespiegelt", murmelte sie. „Wie es aussieht, ist Ihre Leber links und die Milz rechts."
„Seltsam", sagte ich. „Als Kind hatte ich einen entzündeten Blinddarm. Da hätte man das doch eigentlich merken müssen?"
Die Ärztin murmelte wieder etwas und beschloss, erst mal ein Blutbild zu machen. Ich wischte mir das klebrige Gel vom Bauch, streckte ihr den Arm hin und ließ mir Blut abnehmen. Dann setzte ich mich zurück in die Notaufnahme und wartete auf das Ergebnis.
Meine Gedanken schweiften zu den Kindern. Ich wäre wirklich viel lieber zu Hause gewesen und hätte mit ihnen gespielt. Sie waren immer noch ganz aufgeregt wegen ihrer Geschenke.

Als die Ergebnisse der Blutuntersuchung kamen, war klar, dass ich an diesem Tag nicht mehr nach Hause durfte. Sämtliche Leberwerte waren extrem schlecht. Auch das Bilirubin, das beim Abbau roter Blutkörperchen entsteht, war stark erhöht und für die Gelbfärbung meiner Haut und Augäpfel verantwortlich. Dann hatte Denise also doch recht gehabt.
Denise ... Ich rief sie an, erzählte ihr, dass ich über Nacht bleiben müsste, weil meine Leberwerte erhöht seien. „Sie wissen noch nicht, was es ist. Aber mach dir mal keine Sorgen. Ich bin hier gut aufgehoben, und mir geht es ja nicht schlecht", beruhigte ich sie. „Morgen wissen wir bestimmt mehr."
Ich kam auf ein Viererzimmer. Inzwischen war es später Nachmittag, und ich hatte so richtig Hunger. Auf Station wurde bereits das Abendessen serviert: ein Tablett mit zwei Scheiben Brot, Wurst, Käse und Marmelade. Nicht gerade weihnachtlich, aber besser als nichts. Ich wollte gerade zugreifen, da

kam die Pflegerin zurück. „Das dürfen Sie ja gar nicht essen." Vor meinen Augen nahm sie die Marmelade, die Wurst und den Käse vom Tablett. „Sie sind auf Leberdiät", sagte sie und schnitt auch noch die Rinde vom Brot ab. Ungläubig sah ich auf das fast leere Tablett. Vielleicht war ja doch etwas nicht in Ordnung mit mir.

Als das Licht an diesem Abend ausging, lag ich lange wach. Es war ungewohnt, mit anderen Kranken in einem Zimmer zu liegen. Ich hörte ihren schweren Atem, hin und wieder ein Stöhnen. Einer der Männer war unruhig, warf sich hin und her.

Wenn man gesund ist, blendet man leicht aus, dass es diese Parallelwelt gibt, in der Menschen an Schläuchen hängen, Schmerzen haben, womöglich um ihr Leben kämpfen. Menschen, die über Tage und Wochen allein im Krankenbett liegen und nicht länger am gewohnten Leben teilhaben. Die keine Sonnenstrahlen auf der Haut fühlen, keinen Wind im Haar. Die nichts von dem spüren, was einen sonst so lebendig macht.

Drüben, auf der anderen Straßenseite, war mein Zuhause. Meine Familie. Unser Bett, in dem sich die Kinder an uns kuschelten, im Traum redeten, seufzten, lachten. Irgendwann nachts weckte einen regelmäßig eine kleine Faust im Gesicht oder auch mal ein Fuß ... All das war zum Greifen nah und zugleich so weit entfernt. Irgendwie war ich in diese Welt der Kranken geraten und hing hier fest. Morgen, sagte ich mir, würde alles anders sein. Ein Arzt würde sich meine Werte ansehen, eine Diagnose stellen, ich würde ein paar Tabletten nehmen, die Ernährung umstellen ... „Das wird wieder", sagte ich mir und schrieb es Denise.

Am nächsten Morgen war Visite. Der Oberarzt trat mit seinem Gefolge näher, warf einen Blick auf die Ergebnisse der Untersuchungen vom Vortag. Dann setzte er sich zu mir aufs Bett und legte eine Hand auf mein Bein. Angst schoss durch mich hindurch. Was tat er da?

Er begann zu reden, meinte, meine Lymphdrüsen und die Milz seien stark vergrößert, deswegen hätte die Assistenzärztin sich anfangs auch kein rechtes Bild machen können.
„Ich lassen Sie jetzt auf die Onkologie verlegen", meinte er. „Da sind Sie gut aufgehoben."
Ich bekam kaum mit, wie er aufstand und sich dem nächsten Patienten zuwandte.
Anna.
Ich sah meine kleine Schwester vor mir, das blasse Gesicht, den haarlosen Kopf. Wie aus dem Nichts heraus hatte sie Schmerzen bekommen, war immer schwächer geworden. Und jetzt ich?
Nein, bitte nicht.
Meine Gedanken rasten. Denise. Die Kinder. Meine Mutter. Das konnte, das durfte ich ihnen nicht antun! *Bitte, bitte nicht!* Ich würde es nicht fertigbringen, ihnen zu sagen, dass ich Krebs hatte. Aber war das denn überhaupt schon sicher?
Ich sammelte meine Sachen zusammen und folgte einem Pfleger in den Patientenaufzug. Auf der Onkologiestation sagte man mir, dass weitere Untersuchungen auf mich zukämen und ich mich darauf einstellen müsste, eine Weile zu bleiben.
Damit hatte ich überhaupt nicht gerechnet. Ich war sicher gewesen, nach dem lästigen Warten gleich wieder nach Hause zu dürfen. Und jetzt das?
Irgendwie musste ich Denise Bescheid geben, dass ich noch eine Weile bleiben würde. Ich brauchte frische Wäsche, ein Handtuch, Waschzeug, all das.
Das darf doch nicht wahr sein!

* * *

Am Anfang, wenn man vor einer schwierigen Diagnose steht, sind da zwei Ängste, die einen im Griff haben: die Angst wegen der Ungewissheit und die

Angst vor der Gewissheit. Das Warten, bis aus der Ungewissheit Gewissheit wird, ist brutal. Man fühlt sich, als wäre einem der Boden unter den Füßen weggebrochen. Das kann nicht sein, sagt man sich. Aber was, wenn doch? Innerlich beginnt man zu handeln. Sagt sich: Ich kann jetzt nicht krank werden. Irgendwann ja, aber nicht jetzt. Da sind die Kinder, da ist meine Frau oder mein Mann, mein neuer Job, der Kredit, das Haus ... Als könnte man das Schicksal mit Argumenten dazu bringen, von einem abzulassen.

In solchen Momenten erleben wir, wie die Realität uns einholt: Nichts auf dieser Welt ist sicher. Wir erkennen, dass Gesundheit ein Geschenk ist, so wie das Glück, wie Kinder, wie die Liebe eines anderen Menschen. Wir können einiges dafür tun, um gesund zu sein. Doch es gibt Krankheiten, deren Entstehung davon nicht oder nur wenig beeinflusst wird. Sie führen uns vor Augen, dass wir sterblich sind. Dass unsere Zeit hier auf der Erde irgendwann endet. Und dass dieses „Irgendwann" auch heute sein kann oder morgen.

* * *

DENISE

Typisch Hendrik! Da weiß er nicht mal genau, auf welcher Station er liegt, dachte ich, als ich einen Stapel Unterhosen in die Tasche steckte. Eben hatte er angerufen, rumgedruckst, er hätte keine Ahnung, wie lange er noch bleiben müsste, ein paar Tage oder so. Und als ich ihn dann fragte, auf welcher Station er denn läge, ob auf der Allgemeinen, der Gastro, der Inneren, da wusste er noch nicht mal das. „Station fünf" – mehr bekam ich nicht aus ihm heraus.

Ich griff nach den T-Shirts, suchte zwei Schlafanzughosen raus. Im Bad hielt ich inne. Die Wohnung war so leer ohne ihn. Ich vermisste ihn. Ich würde ihn ganz oft besuchen mit den Kindern. Wir würden die Zeit schon rumkriegen, bis er wieder nach Hause dürfte. Jetzt würde ich erst mal schnell allein rübergehen, um ihm die Sachen zu bringen. Tylie würde rasch auf Josie aufpassen, ich war ja gleich wieder da.

Der typische Krankenhausgeruch empfing mich, kaum dass sich die Eingangstür hinter mir schloss. Ich suchte den Besucheraufzug und drückte auf den Knopf. Endlich kam einer. Kaum eingestiegen, sah ich auf die Anzeige. Mein Finger verharrte über der Fünf, als ich das Schild daneben las. Es war die Onkologiestation.
Das war's, schoss es mir durch den Kopf. Im nächsten Moment hatte ich das Gefühl, als würde mein Blut wegsacken. Ich konnte kaum atmen, während mein Herz gegen meinen Brustkorb hämmerte. Ich rang nach Luft, versuchte, mich zu beruhigen. Schon hielt der Aufzug an, die Tür öffnete sich. Da stand Hendrik.
Ich hätte mich am liebsten in Luft aufgelöst. Nie hatte ich mir Gedanken gemacht, irgendwann ohne ihn leben zu müssen. Ich hatte uns beide gemeinsam alt werden sehen, umringt von unseren Enkelkindern. Und jetzt …? Eben noch hatten wir Weihnachten gefeiert. Uns ein weiteres Kind gewünscht. Zwischen uns war diese unsagbare Liebe. Das Glück, mit Händen zu greifendes Glück. Und jetzt der Abgrund. Die Fallhöhe war kaum zu ertragen.

Ich stieg aus, ging auf ihn zu. Hörte, was er sagte, begriff aber nichts.
Wie aus dem Nichts hatte sich das Gespenst Krebs in unser Leben geschlichen und drohte, alles zu zerstören. Das Gefühl von Sicherheit, mein Vertrauen in das Leben. Was auch immer werden würde: Ich ahnte, in mir würde nichts mehr so werden, wie es eben noch gewesen war.

HENDRIK

Die Wartezeit zu überbrücken war schwer. Zu sehen, wie schlecht es Denise ging, war schwerer.
Irgendwann kam die Onkologin an mein Bett.
„Wenn alle meine Patienten solche Werte hätten wie Sie, könnte ich die Station dichtmachen“, sagte sie.
Stirnrunzelnd sah ich sie an und versuchte zu verstehen, was sie mir mitteilen wollte.
„Wir wissen noch nicht, was es ist, aber Krebs ist es nicht ...“
Der Rest der Worte ging völlig an mir vorbei. Ich spürte eine unsägliche Erleichterung. Ich musste sofort Denise Bescheid geben!

DENISE

Ich war so froh! Kein Krebs! Nicht diese unberechenbare Krankheit, die so viel Kraft kostet, um sie zu besiegen, und von der man sich nie sicher sein kann, ob sie auch nicht wiederkommt. Ich war unglaublich erleichtert. Was immer mit Hendrik los war, wir würden zusammenhalten und es schaffen!

HENDRIK

Ich blieb vorerst auf der Onkologiestation. Es war ein seltsames Gefühl, hier zu liegen, umgeben von so vielen Schicksalen, und zu wissen, ich gehörte gar nicht hierher. Mein Zimmernachbar war noch jung, so wie ich, hatte sich ein weiteres Kind gewünscht, so wie wir. Der Krebs hatte ihn aus seinem Leben gerissen, jetzt stand er vor der nächsten Chemo. Ein halbes Jahr später sollte ich ihn wiedersehen, als ich mit Tylie im Schwimmbad war. Plötzlich stand er vor mir, mit Haaren auf dem Kopf und einem Bart, fast hätte ich ihn nicht wiedererkannt. Es tat so gut zu wissen, dass er es geschafft hatte. Krebs muss kein Todesurteil sein, doch in unseren Köpfen ist er es noch, und viel zu oft auch in der Realität.

Zwischen Weihnachten und Silvester waren auf der Station nur die Patienten, denen es wirklich schlecht ging. Einige von ihnen lagen im Sterben. Dann drang das Weinen der Angehörigen über den Flur zu mir, und ich war traurig und demütig.

Und ich war krank, auch wenn keiner wusste, warum meine Leberwerte eine solche Katastrophe waren.

Am Morgen des dritten Tages trat ein Arzt an mein Bett, ein ziemliches Unikat. Er kam frisch von der Uniklinik Düsseldorf und hatte gerade seinen Facharzt als Gastroenterologe gemacht. Er war noch relativ jung, Anfang dreißig vielleicht, und so, wie er sich gab, hatte er sich ganz der Medizin verschrieben. Seine Kleidung unter dem Kittel war fantasievoll, vielleicht aber auch einfach nur nach dem einfachen Prinzip ausgewählt: Irgendwas muss der Mensch ja tragen. Wir hatten gleich einen guten Draht, und er bat mich zum Ultraschall.

Konzentriert fuhr er mit der Sonde über die Gegend unter meinem rechten Rippenbogen, spitzte die Lippen und suchte weiter.

Ich stellte mir vor, wie die Schallwellen in das Innere meines Körpers drangen, durch Flüssigkeiten hindurch. Wie sie auf meine Organe trafen, um von den festeren Strukturen zurückgeworfen zu werden. Aus den gesammelten Informationen der gesendeten und zurückgeworfenen Wellen errechnete der Computer ein Bild, aus dem der Arzt seine Schlüsse zog.

„Sehen Sie ... Das ist Ihre Leber. Hier kann man erkennen, dass die Oberfläche nicht glatt ist, sondern eine unregelmäßige Struktur hat."
Ich sah nichts in der Art, wenn ich ehrlich war, doch ich war neugierig, was das zu bedeuten hatte.
Mit dem Ultraschallkopf drückte er gegen meine Leber, meinte, sie sei nur schwer verformbar.
„Und was bedeutet das?", hakte ich nach.
„Ihre Leber hat sich entzündet und ist vernarbt. Eine normale Leber kann sich von Entzündungen erholen, kann regenerieren. Ihre aber nicht. An mehreren Stellen hat sich eine Fibrose gebildet, der Körper hat die Leberzellen durch Bindegewebe ersetzt. Ihre Leber befindet sich im Endstadium."
„Endstadium?" Ich begriff nicht, was er mir damit sagen wollte.
„So wie sich das Ultraschallbild darstellt, haben Sie eine Leberzirrhose."
„Leberzirrhose?" Natürlich hatte ich davon schon mal gehört, aber wenn, dann im Zusammenhang mit einer Alkoholerkrankung oder einer Fettleber. Beides traf auf mich nicht zu.
„Ich vermute eine Autoimmunhepatitis. Bei einer Autoimmunerkrankung bekämpft der Körper die eigenen Zellen. Ihr Immunsystem betrachtet die Leber sozusagen als Fremdkörper und greift sie an. Die Folge sind chronische Entzündungen, die immer wieder neu angefacht werden. Das Organ vernarbt weiter, wird hart, die Durchblutung ist gestört. Irgendwann ist es nicht mehr funktionsfähig."
„Und das ist sicher?"
„Vom Ultraschallbefund her ja. Ich werde eine Blutuntersuchung anweisen. Wenn wir Autoantikörper in Ihrem Blut finden, wissen wir mehr."
„Aber woher kommt so was? Und was kann man dagegen tun?"
„Woher das kommt, ist bisher nicht geklärt. Doch wenn wir Sie medikamentös gut einstellen, können Sie mit so einer Diagnose ein langes und gu-

tes Leben führen. Lassen Sie uns darüber reden, wenn wir sicher sind." Er reichte mir einen Stapel Zellstofftücher, und wieder wischte ich meinen Bauch ab.

Einmal mehr hieß es warten, doch diesmal spürte ich, dass der Arzt meiner Leber auf der Spur war. Wie ein Detektiv hangelte er sich von Beweis zu Beweis.

Dann, endlich, hatten wir Gewissheit. In meinem Blut wurden Autoantikörper nachgewiesen.

„Eigentlich wäre eine Leberbiopsie der Goldstandard, um den Grad der Zirrhose nachzuweisen", erklärte der Arzt. „Aber das kostet uns wertvolle Zeit, und Ihre Werte sind schlecht. Ich würde empfehlen, sofort mit Prednisolon anzufangen, um die Immunreaktion des Körpers runterzufahren."

Also Cortison. Ich folgte den Empfehlungen des Arztes, er war derjenige mit dem Fachwissen. Und so wie er es mir erklärte, machte es Sinn. Was er mir auch sagte und was mir einen Teil meiner Sorge nahm, war, dass wir meine Leber noch etliche Jahre erhalten könnten. Ich würde – abgesehen von den Nebenwirkungen der Medikamente – ein ganz normales Leben führen können. Um dann, in zehn Jahren oder so, in aller Ruhe gelistet zu werden und ein Spenderorgan zu bekommen. Mit dem ich alt werden könnte.

Mir war klar, das Ganze war ernst. Doch das Wissen, dass es Behandlungsmöglichkeiten gab, schenkte mir Hoffnung und ließ mich vertrauensvoll in die Zukunft blicken. Ich würde es schaffen. Wir würden es schaffen.

DENISE

Wir hatten einen Befund! Der Arzt hatte also recht gehabt. Ich hätte mir bloß gewünscht, Hendrik könnte endlich nach Hause kommen. Doch stattdessen wurde er überwiesen. Da er irgendwann in der Zukunft ziemlich sicher eine neue Leber brauchen würde und sich an der Essener Uniklinik ein hochmodernes Transplantationszentrum befand, war es laut seinem Arzt am besten, sich gleich dort vorzustellen und alle weiteren Untersuchungen vornehmen zu lassen. Das leuchtete uns ein, und es versprach ein Stück Sicherheit. Man würde Hendrik kennen, hätte seine ganzen Untersuchungsergebnisse beisammen und könnte dann, wenn er tatsächlich eine neue Leber brauchte, alles Nötige in die Wege leiten.

So erleichtert ich war, dass die Ärzte uns Mut machten, spürte ich doch, dass sich etwas in mir verändert hatte. Seit Hendrik in mein Leben getreten war, hatte ich Vertrauen geschöpft und mich fallen lassen. Ich wusste, er würde mich auffangen, was immer auch geschah. In mir war dieses Gefühl von Unantastbarkeit. Denn Liebe macht stark, zusammen fühlt man sich unbesiegbar.

Nie hatte ich unsere Liebe füreinander in Zweifel gezogen. Hendrik und ich, das war etwas für die Ewigkeit. Doch die vergangenen Tage hatten mir vor Augen geführt, dass es diese Ewigkeit nicht gab. Dass mir die Liebe zu ihm auf eine Weise genommen werden könnte, die ich völlig ausgeblendet hatte. Wir waren jung. Das Leben lag noch vor uns. Dachten wir. Doch das erwies sich als Illusion. Auch wenn Hendrik keinen Krebs hatte und ich überzeugt davon war, dass es ein neues Organ geben würde, dass wir es schaffen würden, war mein Weltbild vollkommen durcheinandergeraten. Und mein Kopf war voller Fragen. War die Krankheit vererbbar? Was war mit Josie? Und könnten wir überhaupt noch ein Kind bekommen?

In Düsseldorf und in Essen sprachen wir mit den Ärzten über unseren Kinderwunsch. Und waren überrascht, wie positiv sie reagierten, wie optimistisch sie klangen. „Wir kriegen das gut eingestellt", sagten sie und meinten die Dosis Cortison. „Machen Sie weiter mit der Kinderwunschbehandlung."
Als Hendrik endlich nach Hause durfte, als er das Cortison vertrug und seine Leberwerte sich normalisierten, da wiegten wir uns mit jedem Tag ein Stück mehr in Sicherheit. Wir schoben den Schrecken und die Ängste von uns fort und griffen nach dem Glück. Fast war es wie früher, wie vor dem Tag, an dem Hendrik gelb geworden war. Wir planten unsere Zukunft und versicherten uns jeden Tag, dass sie wunderbar werden würde.
Nur nachts, da kamen die Albträume. Da hatte ich das Gefühl, als könnte ich nicht mehr atmen, meine Hände nicht bewegen, wie nach einem Schlaganfall. Voller Horror wachte ich auf, lag in meinem eigenen Schweiß. Tastete nach Tylie, nach Josie, nach Hendrik. Alle waren da, alle schliefen sicher und geborgen. Sie spürten nicht die Angst, die auf mir lastete, so schwer, so drückend. Und ich wartete, dass es Morgen wurde, ein neuer Tag begann.
Bis ich eines Nachts noch etwas anderes spürte. Neues Leben, in mir. Ich war wieder schwanger.

MATHELLASLIFE

UND

FITDAD_HENDRIK

DENISE

Die besten Ideen habe ich, wenn ich im Bett liegen muss und mich langweile. Genau so kam ich auf die Dating-Seite, auf der ich Hendriks Foto entdeckte. Und schließlich kam ich auch so zu Instagram.
Aber der Reihe nach.

Nachdem Hendriks Ärzte Anfang 2016 so optimistisch gewesen waren und uns bestärkt hatten, machten wir mit der Kinderwunschbehandlung weiter. Wir hatten uns für eine IVF entschieden, eine sogenannte In-vitro-Fertilisation, bei der die Eizellen im Reagenzglas befruchtet und anschließend eingesetzt werden. Es war eine aufregende Zeit, nicht viel anders, als wenn man auf natürlichem Wege schwanger werden möchte und es kaum erwarten kann, bis der Schwangerschaftstest positiv ausfällt. Wir waren unglaublich dankbar, dass die Medizin so weit war, uns – hoffentlich! – weitere Kinder zu schenken. Drei Monate nach meiner Fehlgeburt nahm ich wieder Hormone, um die Bildung von Eizellen zu stimulieren. Sobald diese gereift waren, stand die Punktion an. Diese Prozedur kannte ich schon und war entsprechend entspannt. Während ich sediert war, wurden zehn Eizellen mit einer hauchdünnen Nadel aus dem Eierstock entnommen. Ein Vorgang, der in den allermeisten Fällen völlig problemlos abläuft.

Als ich nach Hause kam, hatte ich das seltsame Gefühl, als wäre in mir ein Ballon zerplatzt. Mir wurde schwindlig, und ich fühlte mich gar nicht gut. Mein Instinkt sagte mir, dass irgendetwas nicht stimmte. Doch ich wollte unbedingt stark sein, denn ich wünschte mir so sehr, dass es diesmal klappte.

Daher schob ich die diffusen Ängste beiseite und redete mir ein, dass ich mich bloß ein bisschen ausruhen müsste. Was niemand wusste: Der Eierstock war durch die mehrfache Punktion stark angeschwollen und schließlich geplatzt. Den ganzen Tag über lief Blut in meinen Bauch.

Gegen Abend konnte ich kaum noch atmen. Hendrik war voller Sorge und brachte mich umgehend ins Krankenhaus. Ich schaffte es bis zur Eingangstür, dann brach ich zusammen.

Die Ärztin, die einen Ultraschall bei mir machte, rief sofort im OP an. In meinem Bauchraum schwammen gut drei Liter freie Flüssigkeit, die gegen das Zwerchfell drückten. Kein Wunder, dass ich kaum Luft bekam! Bei der Not-OP wurde der Riss im Eierstock verödet. Dabei stellte sich auch heraus, dass es sich bei der freien Flüssigkeit um Blut handelte. Doch mein erster Gedanke nach dem Aufwachen galt nicht dem starken Blutverlust, sondern etwas anderem: Was war jetzt mit unserem Kinderwunsch? In fünf Tagen sollten die befruchteten Eizellen eingesetzt werden.

Wir gaben in der Klinik Bescheid und schilderten, was passiert war. Vielleicht konnte man die Eizellen ja einfrieren. Doch die Ärzte waren inzwischen zu dem Schluss gekommen, dass ich ein starkes Immunsystem hatte, das dazu neigte, die Embryonen anzugreifen. Sie vermuteten, dass genau das der Grund gewesen war für meine Fehlgeburt.

„Wir werden trotzdem weitermachen wie geplant. Ihr Körper ist jetzt so mit dem Blutverlust und der Heilung beschäftigt, dass er die Embryonen wahrscheinlich nicht abstoßen wird."

Ich drückte Hendriks Hand, besser gesagt, ich versuchte es. Ich war wirklich ziemlich schwach. Aber offenbar war das in diesem Fall ja nur gut!

Wir hatten uns für das Einpflanzen von zwei Embryonen entschieden. Durch die Fehlgeburt nach der ersten IVF waren wir vorsichtig geworden und hofften einfach, dass eine Eizelle bleiben würde. Und das war eine der besten Entscheidungen unseres Lebens, denn sie beschenkte uns mit unseren Zwillingen.

Wenn ich heute an die Zeit zurückdenke, spüre ich noch immer diese Mischung aus Aufregung, Sorge und Vorfreude in mir. Wir knüpften an unser Leben an, so wie wir es uns vor Hendriks Diagnose ausgemalt hatten. Nach all dem, was passiert war, wieder schwanger und mit jeder verstreichenden Woche sicherer zu sein, dass diesmal alles gut gehen würde, war ein unfassbares Geschenk. Mehr noch, es war wie ein Zeichen, dass das Glück jetzt wieder auf unserer Seite war. Dass wir vertrauen durften. Niemals hätten die Ärzte mir geraten, schwanger zu werden, wenn sie Zweifel gehabt hätten, dass Hendrik stabil bleiben würde, sagte ich mir. Mein Gedanke war naiv, wie ich heute weiß, denn niemand kann Ereignisse von solcher Tragweite vorhersagen. Doch ich klammerte mich daran, und irgendwann glaubte ich es und ließ zu, dass mein Herz und auch mein Denken sich ganz mit diesem neuen Glück füllten.
In den ersten Wochen war mir ziemlich oft übel, aber das gehörte eben dazu. Dass die beiden Babys in mir heranwuchsen, war das Einzige, was zählte. Dennoch ist eine Zwillingsschwangerschaft eine ziemliche Herausforderung für den Körper. Ab der 20. Woche spürte ich einfach, dass drei Herzen in mir schlugen und nicht nur eines. Ständig war mir schwindlig, und ich fiel öfters in Ohnmacht. Das passierte auch, wenn ich draußen unterwegs war. Mehrmals hatten hilfsbereite Menschen einen Krankenwagen rufen wollen, doch kaum war ich wieder bei Bewusstsein, winkte ich ab und sagte: „Ich bin bloß schwanger.“ Irgendwann traute ich mich allerdings kaum mehr alleine raus. Wenn, dann wählte ich meine Route entlang von Apotheken, in die ich mich schnell flüchten konnte, um den Blutdruck messen zu lassen, wenn der Schwindel überhandnahm.

Wir wohnten damals schon einige Monate in Düsseldorf. Dennoch kannte ich fast niemanden, hatte in der Stadt weder Freunde noch nähere Bekannte. Wegen des Schwindels musste ich viel liegen, und während Tylie in der Schule war und Josie in der Kita, kam Langeweile bei mir auf. Irgendwann scrollte ich durch Social Media, suchte Accounts von anderen werdenden Müttern auf Instagram und eröffnete selbst einen: mum_of_the_fantastic4. Ich lud ein Bild vom Mutterpass hoch, denn ich war so unglaublich stolz, mit den Zwillingen schwanger zu sein. Ich wurde wieder Mutter – nach all den Jahren, in denen wir es erfolglos probiert hatten. Nach meiner Fehlgeburt. Nach dem Schock, den wir Weihnachten erfahren hatten. Dieses Foto von meinem Mutterpass bedeutete so viel mehr für mich, als die Welt dort draußen ahnen konnte. Und was passierte?

Niemand reagierte darauf. Kein einziger Like, kein Kommentar.

Komisch, dachte ich mir. Ich sah mir die anderen Accounts genauer an, stellte fest, dass manche Hunderte von Likes hatten und jede Menge Kommentare. Was machten sie anders als ich? Zu dem Zeitpunkt gab es noch keine Instagram-Stories-Funktion, nur Feedbeiträge waren möglich. Ich probierte es wieder, lud ein Selfie hoch – ich mit meinem Bauch, der ziemliche Ausmaße angenommen hatte –, wieder nichts. Ich fand meine Bilder schön. Ich liebte es, mich zurechtzumachen, gleichzeitig waren die Fotos nicht gestellt, sondern entstanden bei uns zu Hause, mit unseren Ikea-Kommoden im Hintergrund, meinem Schminkspiegel mit der tollen Glühbirnenleiste, Familienschnappschüssen an der Wand. Aber offenbar teilten andere nicht meinen Enthusiasmus. Oder die Bilder gingen unter in der Welt von Social Media, deren Gesetze ich noch nicht kannte.

Wenn man das Gefühl hat, die ganze Welt umarmen zu können vor Glück, und die Welt guckt weg, ist das schon ziemlich seltsam. Man postet ein Foto, weil man etwas mitteilen – *mit* anderen *teilen* möchte. Mir ging es dabei nicht darum, Aufmerksamkeit zu bekommen. Ich suchte Anschluss, Ablenkung, malte mir aus, andere Mütter kennenzulernen und mich mit ihnen auszutauschen. Schließlich würde ich, wenn alles gut ging, bald zwei weitere Kinder haben. Da war es wichtig, Kontakte mit Menschen zu knüpfen, die in einer ähnlichen Lebenssituation steckten, um sich gegenseitig zu unterstützen und auch miteinander zu lachen, wenn mal wieder alles schiefging: wenn man sich immer gerade dann übergeben musste, nachdem man die Wimpern getuscht hatte, wenn die Babys gleichzeitig gegen den Magen drückten und auf der Blase rumtanzten oder die Füße anschwollen und die schicken Schuhe nicht mehr passten.

Schließlich entdeckte ich Hashtags und merkte, wie praktisch sie waren, um etwas zu finden, was mich gerade interessierte. Ein weiterer Effekt war, dass sie sich auf die Reichweite auswirkten. Also nutzte ich auch welche: #mummy, #dickerbauch, #bestmoments, #lovethem und was mir sonst noch so einfiel.

Irgendwann reagierte tatsächlich jemand auf einen meiner Posts und schrieb einen Kommentar. Ich freute mich, antwortete sofort, und so entstanden erste unverbindliche Chats, die Spaß machten. Andere User kamen dazu, und ein echter Austausch begann. Es war spannend zu sehen, wie sich nach und nach ein kleines Netz an Gleichgesinnten bildete, dessen Teil ich war.

In dieser Zeit lernte ich über Instagram mehrere tolle Frauen kennen, die alle auch schwanger waren. An den Tagen, an denen der Schwindel sich in Grenzen hielt, verabredete ich mich und lernte so meine erste Freundin in Düsseldorf kennen. Es war ein tolles Gefühl, den Schritt hinaus in die reale Welt zu tun, offen zu sein und neue Menschen kennenzulernen. Jede dieser Frauen brachte etwas Einzigartiges mit, eigene Vorstellungen und Erfahrungen, jede ging anders mit ihrer Situation um. Und zugleich einte uns das, was uns an diesem Punkt in unserem Leben am allerwichtigsten war: Mutter zu werden.

All das ist Social Media: ein Ort, an dem Menschen aus den unterschiedlichsten Gegenden der Welt zusammenfinden, sich unter einem Hashtag versammeln und ihr Leben, ihre Gedanken und Gefühle teilen. Das hat eine ganz eigene Magie. Wenn wir alle es schaffen würden, diesen Ort frei von Negativität zu halten – das wäre fantastisch. Ein immenser Pool an Informationen, an Hilfsangeboten, an Unterstützung. An Empathie. An Menschlichkeit.

Einige meiner neuen Kontakte blieben unverbindlich, andere an der Oberfläche, doch wieder andere verknüpften sich zu einer echten Gemeinschaft, die andere und auch mich auffing. Zu diesem Zeitpunkt hatte ich nicht die geringste Ahnung, dass Instagram mein neues Berufsfeld werden würde. Dass Stories eines Tages die Soaps im Fernsehen ablösen würden, um die Menschen zu unterhalten. Dass Werbung auf eine völlig neue Art erfunden wurde, dicht an den Nutzenden, an echten persönlichen Erfahrungen. Ich wusste auch nicht, wie stark diese Gemeinschaft werden sollte. Dass ich einige ganz besondere Freundschaften schließen würde, mit Menschen, mit denen Hendrik und ich alles, wirklich *alles* teilen konnten. Auch dann noch, als es richtig abwärts ging.

HENDRIK

Als Denise und ich Instagram für uns entdeckten, meldete ich mich mit dem Accountnamen fit_hendrik an an und nutzte die Plattform vor allem, um zu konsumieren und zu schauen, was sich im Bereich Fitness in Essen, Düsseldorf und überhaupt so tat. Meine Autoimmunhepatitis belastete mich zu dem Zeitpunkt nicht groß. Zwar hatte ich einen Schwerbehindertenstatus, aber ich wollte nicht permanent als „der Kranke“ gesehen werden, als der-

jenige „mit der Diagnose". Viel mehr interessierte ich mich für Sport und Ernährung. Nach den vier Wochen im Krankenhaus hatte ich bald wieder zu trainieren begonnen. Ich machte einfach gern Sport, und online Gleichgesinnte zu finden, empfand ich als sehr bereichernd. Damals, im Jahr 2016, posteten die ersten Foodblogger ihre typischen Stapel Pancakes mit Blaubeeren drüber und andere ihre Low-Carb-Rezepte. Da bekam ich jede Menge Anregungen, selbst etwas Neues auszuprobieren, und kriegte Lust, meine fragwürdigen Kreationen auch mal zu posten. Wobei mir Letzteres zu dem Zeitpunkt nicht so wichtig war. Ich hatte einfach wenig Zeit neben der Familie, der Arbeit und dem Sport. Ich fand es toll, wie Denise Account sich entwickelte und mit wie viel Fantasie sie bald schon gezielt Content herstellte. Denise ist der ehrlichste Mensch, den ich kenne, und wenn ich ihre Bilder sah und ihre mitfühlenden oder auch witzigen Antworten auf Kommentare las, überraschte es mich nicht: Sie war einfach so, wie sie ist. Da war nichts Künstliches in ihrer Art, sie verstellte sich nicht. Und das machte sie als Mensch wie als Instagrammerin für mich so besonders.
Über Social Media lernten wir auch immer mehr Leute kennen, freundeten uns mit einem Paar an, das ebenfalls Zwillinge bekam, und knüpften in Düsseldorf ein soziales Netz. Denise ... Mit ihren Ohnmachtsanfällen jagte sie mir ganz schön Angst ein, auch wenn sie immer meinte, alles wäre halb so schlimm. Sie akzeptierte die Übelkeit, den Schwindel, die Rückenschmerzen und all das so selbstverständlich, eben weil sie das Ziel vor Augen hatte: unsere wachsende Familie. Es war verrückt: Wenn ich die kleinste Kleinigkeit hatte, mal einen Abend weniger aß oder mir etwas nicht mehr schmeckte, machte sie sich gleich Sorgen und hakte zehnmal nach, ob denn auch wirklich alles in Ordnung sei. Dann guckte sie mich an mit diesem Blick, den ich noch von Weihnachten her kannte. Als wollte sie mich genau scannen und sichergehen, dass ich bloß nicht wieder gelb wurde. Aber wenn es um

sie selbst ging, wenn sie literweise Blut verlor, wie bei Josies Geburt oder jetzt nach der Punktion, da hakte sie es ab, als sei das gar nichts gewesen. Dann war ich derjenige, der sich extreme Sorgen um sie machte. Mit einem Unterschied: Ich ließ es mir nicht so anmerken, um sie nicht zusätzlich zu belasten. Denn das war für mich das Schlimmste an meiner Diagnose: dass es Denise so viel ausmachte. Es war schon verrückt mit uns beiden. Nie hätte ich gedacht, so im Leben ankommen zu können wie mit ihr. So glücklich zu sein, schon morgens beim Aufwachen. Vor Denise war mein Leben überschaubar gewesen, wie ein Bild mit klaren Konturen, Schatten, aber auch Licht und gelegentlichen Abenteuern irgendwo auf dem Globus.

Meine neue Arbeit in Neuss machte mir unglaublich viel Spaß. Wir wurden als Software-Experten zu Firmen geschickt, um deren Anforderungen und Bedürfnisse zu verstehen und diese umzusetzen. Es war genau das richtige Maß an Herausforderung, mit dem ich täglich konfrontiert war. Ich konnte gut mit den Kunden umgehen, sie abholen, ihnen das Gefühl geben, verstanden zu werden. Und dann ging es an die technische Ausarbeitung. Deshalb war jeder Tag voller Überraschungen. Zu Hause sorgten dafür allein schon die Kinder. Und alles war durchdrungen von Geborgenheit und Liebe.

DENISE

Die Zwillinge wuchsen, mein Bauch nahm nie geahnte Dimensionen an, und die Hitze in der Stadt setzte mir kreislaufmäßig ziemlich zu. Irgendwie zog der Sommer an mir vorbei, alles war anstrengend. Der Park, in dem wir im vergangenen Sommer so oft gepicknickt hatten, schien Meilen entfernt zu sein. Ich war viel allein, aber nie einsam. Wenn die Kinder aus der Schule

und der Kita kamen, war sowieso jede Menge los. Und morgens schaute ich regelmäßig auf Instagram vorbei und tauschte mich mit anderen aus.
Die Leute stellten schnell fest, dass meine Familie für mich an erster Stelle stand. Dadurch sammelten sich immer mehr Mütter und Schwangere unter meinem Account, Gleichgesinnte, mit denen es immer etwas zu reden gab. Sie alle fieberten mit, wann es denn endlich so weit wäre mit den Zwillingen. Das überraschte mich, und es vermittelte mir ein total schönes Gefühl. Da waren teils völlig Fremde, die Anteil an meinem Leben nahmen und sich mit mir freuten, dass bald zwei winzige Menschen auf die Welt kommen würden. So viel Zuspruch und Anteilnahme hatte ich noch nie erlebt. Und ich spürte ja selbst, wie nah mir andere Leute waren, die ich nur über ihre Posts kannte. Natürlich gab es rundum auch viel Oberflächliches, mehr Schein als Sein, aber ich konnte ja darüber entscheiden, mit wem ich mich connecten wollte und mit wem nicht.
Ich plante nie groß, was ich postete, sondern folgte von Anfang an meinem Gefühl. Das Schöne war, dass meine Follower so positiv und so empathisch waren. Das war mir wichtig, ich wollte natürliche, auf Mitmenschlichkeit basierende Verbindungen schaffen und eine dramafreie Zone.
Bei Instagram gelang mir das, doch mein Körper hatte offenbar beschlossen, ordentlich einen draufzulegen, als er das Wort „Drama“ hörte. In der 35. Schwangerschaftswoche bekam ich eine Gesichtslähmung, eine sogenannte Fazialisparese. Der Facialisnerv entspringt dem Gehirn und steuert die wichtigsten Gesichtsmuskeln. Wenn er geschädigt ist, hat man Mühe, das Gesicht zu verziehen. Lächeln, die Stirn runzeln, die Nase krausziehen, die Lider schließen – all das geht plötzlich nicht mehr. Sogar die Fähigkeit zu sprechen kann beeinträchtigt sein.
Natürlich bekam ich einen ziemlichen Schreck. Ich hatte Mühe, zu essen und zu trinken, dabei hatte ich sowieso schon stark abgenommen, seit Ma-

theo es sich in meiner Magengegend bequem gemacht hatte. Immer wieder stieß er mit dem Kopf gegen meinen Magen. Kein Wunder, dass ich kaum etwas runterbekam.

Die Gesichtslähmung war nichts, das von selbst verschwand, so wie mal ein Augenzucken. Ich bekam Angst, ich könnte einen Schlaganfall haben. Wir riefen gleich im Krankenhaus an. Dort klärte man uns über mögliche Ursachen auf. Ich hatte gar nicht gewusst, dass während einer Schwangerschaft das Risiko, eine Gesichtslähmung zu bekommen, um bis um das Dreifache erhöht ist. Gut möglich also, dass Stress der Auslöser war. Ich atmete auf – soweit Matheo das zuließ. Der Platz direkt unter meinen Rippenbögen hatte es ihm angetan, da waren Zwerchfell und Magen gleichzeitig in Reichweite. Allerdings drängte der Arzt darauf, eine Magnetresonanztomografie zu machen, um andere mögliche Ursachen wie etwa einen Tumor oder einen Schlaganfall auszuschließen. Zwar kommt es beim MRT zu keiner Strahlenbelastung wie beim Röntgen, da das Körperinnere mithilfe von Magnetfeldern abgebildet wird. Aber es wird in einigen Fällen Kontrastmittel gespritzt. Und das kann das Risiko einer Totgeburt erhöhen.

Auf keinen Fall, sagten wir uns.

Der Arzt, der mich behandelte, riet dazu, die Zwillinge per Kaiserschnitt zu holen und anschließend das MRT zu machen. Ich hätte sie wirklich gerne auf natürlichem Weg geboren. Josie war auch ein Kaiserschnittbaby, ihre Geburt war knapp vier Jahre her. Ich fragte den Arzt, ob man die Geburt vielleicht einleiten könnte, doch er verneinte. Bei einer Zwillingsgeburt nach Kaiserschnitt wäre der Druck auf die Narbe zu groß. Also würde es eine geplante Geburt geben – und zwar schon am nächsten Morgen!

Uns war immer klar gewesen: Unser erster Sohn heißt Matheo. Der Name war sozusagen gesetzt, da führte kein Weg dran vorbei. Für uns hat er Persönlichkeit und klingt auch gut bei einem Erwachsenen. Für seine Zwillingsschwester hatten wir uns Mathilda ausgedacht. Ich hatte schon Ketten für den Kinderwagen und die Schnuller aus bunten Holzperlen und Buchstaben gebastelt und zeigte sie Hendrik. Mit einem Mal druckste er herum.

„Versteh mich nicht falsch", sagte er. „Die Namen sind wunderschön. Die Ketten natürlich auch", schob er gerade noch rechtzeitig hinterher.
„Aber?"
„Ich weiß nicht, klingt das nicht wie Christian und Christina?"
Ich so: „Oh, ja, stimmt."
Hendrik hatte recht, da mussten wir eine Alternative finden. Mathilda, das war einfach so gekommen, aber eigentlich nur, weil es zu Matheo passte. Es war kein eigener, einzigartiger Name, den wir uns ausgedacht hatten.
Wir überlegten hin und her, und irgendwann, als wir schon auf dem Weg in die Klinik waren, beschlossen wir, dass unsere Tochter Ella heißen würde.
Kurz bevor es in den OP ging, kam die Ärztin zu uns.
„Wie sollen die beiden denn heißen?", fragte sie.
„Matheo der Junge und Ella das Mädchen", sagten wir einhellig.
„Oh, das ist ja schon die dritte Ella heute Morgen, und es ist erst acht", rutschte es der Ärztin heraus.
Hendrik und ich sahen uns an. Das war wohl doch keine so einzigartige Idee gewesen.
Aber der Name fühlte sich richtig an, wir blieben dabei.
Kaum lag ich auf dem OP-Tisch, trat die Narkoseärztin zu mir. Auch sie fragte nach den Namen.
Als ich „Ella" antwortete, klang ich schon vorsichtiger. Sie aber strahlte und meinte: „Ach wie schön, meine Tochter heißt auch Ella!"
O Gott, was hatten wir getan!

Im Nachhinein aber sind wir glücklich, dass wir uns nicht beirren ließen. Es ist einfach der perfekte Name für unser inzwischen gar nicht mehr so kleines Mädchen.

* * *

Die Geburt der beiden war wunderwunderschön. Ich war so von Glückshormonen geflutet, dass all das, was dabei schiefging, einfach an mir vorbeidriftete. Im OP herrschte eine angenehme, ruhige Stimmung. Auch wenn es ein chirurgischer Eingriff war, handelte es sich schließlich um eine Geburt. Und es war kein Not-Kaiserschnitt, sondern ein geplanter.

Hendrik war die ganze Zeit an meiner Seite. „Wir kriegen gleich zwei Babys, ich kann das gar nicht glauben“, sagte ich immer wieder. Ich bekam eine Periduralanästhesie und war den ganzen Eingriff über bei Bewusstsein. Vom Schnitt spürte ich nichts. Als das Fruchtwasser abgesaugt wurde, bewegten sich die beiden. Ella wurde zuerst geholt, sie lag tief im Becken, dann Matheo. Er hatte sich irgendwie unter meinen Rippenbögen verkeilt, das dauerte ein bisschen, ihn da rauszubekommen. Die beiden waren zwar vier Wochen zu früh auf die Welt gekommen, doch sie atmeten eigenständig, die Lungen waren ausgereift – und sie waren kerngesund. Die Hebamme versorgte sie und wickelte sie in gelbe Badetücher.

Wir weinten vor Glück, als wir unsere Kinder im Arm hielten. Es sind Momente, die mir auch Jahre danach noch Glückstränen in die Augen treiben. Und wir hatten doch wirklich unglaubliches Glück!

Später im Aufwachraum hielt ich Ella im Arm und Hendrik Matheo. Ich hatte starken Durst und trank immer wieder, was nicht so einfach war mit meinem gelähmten Gesicht. Der Durst wurde einfach nicht besser. Plötzlich spürte ich, wie mein Gesichtsfeld sich verengte.

„Du musst Ella nehmen“, drängte ich Hendrik.

„Ich hab doch Matheo auf dem Arm“, erwiderte er.
„Nimm Ella, jetzt gleich. Ich glaube, ich werde wieder ohnmächtig“, sagte ich noch, da war Hendrik auch schon an meiner Seite. Behutsam legte er Matheo ab und bettete Ella auf seinem Arm. Ich spürte seinen besorgten Blick. Ich wollte ihn beruhigen, sagen, dass das bloß die normale Ohnmacht war. Wahrscheinlich war mein System durch die Aufregung der Geburt durcheinandergeraten.
Im nächsten Moment begannen die Geräte, an die ich zur Überwachung angeschlossen war, wie verrückt zu piepen. Unter das Piepen mischte sich augenblicklich das Geklapper von Holzsohlen: Es war die Narkoseärztin, sie rannte in ihren Clogs herbei. Durch den anderen Eingang kamen zwei Ärzte. Sie prüften die Anzeigen der Geräte und schlugen dann meine Bettdecke zurück. Jetzt brach Hektik aus. Mein Bauch war ganz dick, so als hätte ich die Babys noch gar nicht geboren. Der Uterus hatte sich nicht wieder zusammengezogen, und ich hatte offenbar Unmengen von Blut verloren.
Binnen Minuten war ich wieder im OP. Mir war ganz schwummerig, Angst kroch in mir hoch. Ich suchte den Blick der Narkoseärztin.
„Bitte, lassen Sie mich nicht sterben“, flüsterte ich. „Ich kann meinen Mann nicht mit vier Kindern allein lassen.“
Sie strich über meine Wange. „Reißen Sie sich zusammen, hier stirbt heute niemand.“
Sie sollte recht behalten, auch wenn mir die Ärzte später sagten, es sei knapp gewesen. Nur dank des medizinischen Fortschritts wären sie in der Lage gewesen, mich zu retten; zehn, zwanzig Jahre zuvor wäre ich verblutet.
Ich bekam sieben Transfusionen und hatte trotzdem einen katastrophalen Eisenwert. So abgemagert, wie ich war, so blass und dann auch noch mit dem gelähmten Gesicht war ich nicht gerade das Abbild einer strahlenden jungen Mutter. Die Verwandten, die zu Besuch kamen, erschraken, wenn sie mich sa-

hen, das merkte ich genau. Auch wenn sie sich Mühe gaben, es vor mir zu verbergen. Aber das machte mir nichts aus. Innerlich war ich wie im Glücksrausch, und trotz allem, was passiert war, war es für mich die schönste Geburt gewesen. Knapp zehn Monate nach Hendriks Diagnose hatten wir unser Leben zurück.

Gegen die Gesichtslähmung bekam ich Cortison und musste täglich Übungen machen. Was die Ursache anging, war sich der Arzt nicht sicher. Er vermutete ein Zusammentreffen mehrerer Faktoren: Da war der physische Stress der Zwillingsschwangerschaft. Die Mangelernährung. Und da war der psychische Stress. „Sie haben erfahren, dass Ihr Mann schwer krank ist", sagte er. „Das steckt man nicht so leicht weg."

Er hatte recht. Wenn ich wach war, drang mir das Glück aus sämtlichen Poren und alles ging mir leicht von der Hand. Ich war wochentags neun bis zehn Stunden allein mit den Kindern, während Hendrik arbeitete. Der Zwillingskinderwagen passte nicht in den Aufzug, und er durfte auch nicht im Hausgang stehen. Es war jedes Mal ein Riesenaufwand, wenn ich Josie zur Kita brachte oder abholte. Und natürlich war es viel Arbeit, gleich zwei Neugeborenen gerecht zu werden. Aber ich empfand es nicht so. Ich hatte ein Kind verloren, hatte die Erfahrung gemacht, wie fragil das Leben ist, das in einem heranwächst. Und so machte ich alles mit Liebe und Herz.

HENDRIK

Es war ein unglaubliches Gefühl, plötzlich Vater von vier Kindern zu sein. Da war so viel Liebe und Dankbarkeit. Demut auch und Staunen. Und natürlich gab es jede Menge zu tun.

Alles, was nicht unmittelbar mit meiner Familie zu tun hatte, rückte nach der Geburt der Zwillinge erst mal in den Hintergrund. Wir wuchsen noch stärker zusammen – Denise und ich, wir zwei und die Kinder. Und die Kinder unter sich, vier Geschwister. Wenn ich sah, wie Tylie und Josie sich um Matheo und Ella kümmerten, musste ich oft an meine Schwester Anna denken. Ob sie auch so staunend an meinem Bettchen gestanden hatte? Mitgeholfen hatte, mich zu füttern und zu wickeln? Ob sie es auch nicht hatte abwarten können, bis ich größer wurde, sodass sie endlich mit mir spielen konnte? Ich dachte auch an meinen Vater und an Alfons. Die Freunde vom Technischen Hilfswerk. Sie alle hatten mich ein Stück weit geprägt, hatten auf ihre Weise Einfluss auf meine Rolle als Vater. Ich wollte meinen Kindern nicht nur etwas beibringen und sie erziehen, ich wollte vor allem den Grundstein für eine tolle Beziehung legen, die hoffentlich ein Leben lang Bestand hätte. Auch später noch, wenn sie selbst erwachsen wären, wünschte ich mir, dass wir Zeit zusammen verbringen, etwas unternehmen und Teil im Leben des jeweils anderen bleiben würden. Voraussetzung dafür war, ihnen von Anfang an das Gefühl zu geben, dass ich immer für sie da war, ihnen Aufmerksamkeit schenkte, wenn sie sich mir mitteilen wollten, für sie sorgte und sie die Liebe spüren ließ, die ich für sie empfand. Natürlich musste ich auch mal streng sein. Doch vor allem sollten sie eine glückliche Kindheit haben.
An Anna hatte ich gesehen, wie schnell ein Leben enden kann. Auch meine Kindheit war mit ihrem Tod vorbei gewesen, ich war sehr schnell erwachsen geworden. Alfons' Tod hatte das Ganze noch verstärkt und mir die Illusion geraubt, dass man Zeit hat, irgendwann sein Leben zu leben. Klar, man musste die Zukunft im Blick behalten, konnte nicht bloß in den Tag hineinleben. Doch erst einmal sollten meine Kinder ihre Fantasie entdecken und ausleben dürfen, sollten hoch hinauf auf Mäuerchen und Bäume klettern und wissen: Papa fängt mich auf.

Für Freundschaften und andere soziale Kontakte blieb in den Wochen nach der Geburt von Ella und Matheo wenig Zeit. Trotzdem hatten Denise und ich ab und an das Bedürfnis nach einem kurzen Austausch mit Menschen, die in einer ähnlichen Situation waren. Da war Instagram ideal. Es entspannte mich, mal ein paar Minuten auf dem Sofa zu hängen und durch den Newsfeed zu scrollen, um zu gucken, was die anderen gerade so machten.

Wenn ich auf meinen Account ging, spürte ich, dass sich etwas in mir verändert hatte. Fitness war mir immer noch wichtig, klar, doch ich identifizierte mich aktuell viel mehr mit dem Vatersein. Also benannte ich meinen Account um, in fit**dad**_hendrik. Das passte zu mir, so sah ich mich. Als fitten Dad, der zwar gerade wenig Schlaf bekam und täglich ganze Windelberge bezwang, der aber mit nichts und niemandem tauschen würde. Mit Anfang dreißig schon vier Kinder zu haben, ist für ITler kein gewöhnlicher Lebensentwurf. Für mich aber war es der denkbar beste.

Der Gedanke, auf Social Media ein bisschen aus meinem Leben zu zeigen, gefiel mir. Und dann war da auch noch diese Mischung von Glück und Stolz, die so intensiv ist, dass man sich einfach mitteilen muss. Auch dafür war Instagram ein guter Kanal.

Die Geburt von Matheo und Ella hatten wir der Kinderwunschbehandlung zu verdanken. Das hatten Denise und ich noch nicht publik gemacht. Warum eigentlich nicht, überlegte ich. Anfangs war es mir zu privat erschienen. Doch immer wieder hörten oder lasen auch wir Geschichten von Paaren, die darüber verzweifelten, dass sie nicht schwanger wurden. Monat für Monat die Enttäuschung, die Fragen nach dem Warum, die wachsende Sorge, dass es vielleicht nie klappen würde – das kann uns Menschen und auch eine Beziehung extrem belasten.

Irgendwann, als der Gedanke an ein weiteres Kind in uns reifte, sagte ich zu Denise: „Wir müssen uns doch nicht schämen, dass wir unsere Kinder

dank künstlicher Befruchtung bekommen haben. Vielleicht können andere Paare, denen es ähnlich geht, ja aus unseren Erfahrungen Nutzen ziehen."
Die Sorge, dass unsere Kinder das später mal seltsam fänden, hatten wir nicht. Wir liebten sie so sehr, und dass wir wirklich alles Erdenkliche dafür getan hatten, um sie zu bekommen, würden sie als Allererstes von uns hören. Also verfasste Denise einen Post und erzählte, dass wir unsere Zwillinge der Kinderwunschbehandlung zu verdanken hätten.

Wir waren überwältigt, welchen Zuspruch wir bekamen. Als wäre ein Knoten geplatzt, tauschten die Leute sich aus, sprachen von ihren eigenen Erfahrungen in einer Kinderwunschklinik und rückten die künstliche Befruchtung raus aus der Tabuzone. Es passierte genau das, was wir uns gewünscht hatten: Aus Followern, die sich regelmäßig durch unsere Posts klickten, wuchs eine echte Community heran.

DENISE

Als die Zwillinge geboren waren, wurde es Zeit, meinen Account umzubenennen. Schließlich waren wir jetzt zu sechst. Hendrik und ich suchten einen neuen Namen. Und weil wir Instagram entdeckt hatten, während Matheo und Ella unterwegs gewesen waren, entschieden wir uns für mathellaslife.
In den wenigen freien Minuten freute ich mich darauf, ein paar Bilder von unserem Leben zu teilen und mich zu vergewissern, dass es den anderen werdenden Mamas gut ging. Zwei Dinge waren dabei für mich klar: Zum einen kamen für mich Hendrik und die Kinder immer zuerst. Zum anderen war mein Account zwar auf unser Familienleben ausgerichtet, aber ich wollte meinen Feed nicht auf dem Rücken der Kinder aufbauen.

Seit die Reichweite unserer Accounts wuchs, ist das Thema besonders wichtig geworden. Wenn mehr und mehr Content geteilt wird, gibt man ein Stück weit die Kontrolle über die eigenen Posts ab. Umso wichtiger ist es uns seither, die Kinder so weit wir nur möglich herauszuhalten und auch keine Bilder mehr von ihnen zu posten, auf denen ihr Gesicht zu sehen ist. Vielleicht läuft bei einer Story mal Ella durchs Bild, und man sieht kurz ihre Nasenspitze. Vielleicht sind im Hintergrund irgendwelche Händchen, Füße, Hinterköpfe oder auch mal eine Rückansicht drauf. Aber mehr wollen wir nicht zeigen. Hendrik und ich haben genug zu erzählen, wir müssen die Kinder nicht ständig zum Content machen.

Instagram war anfangs eine wunderbare Nebensache für uns, doch völlig überraschend wurde es weit mehr als das. Man lernt eine Menge Menschen kennen, wenn man auf Social Media unterwegs ist. Natürlich gibt es viel Oberflächliches, aber auch immer wieder schöne bis spannende Unterhaltungen. Man lacht zusammen, erfährt Dinge, die einen berühren. Das Fenster zur Welt ist weit, ganz weit geöffnet.

Und dann gibt es plötzlich diesen Moment, in dem ein Mensch in dein Leben tritt, der alles verändern wird. Die Freundin, die du dir schon immer gewünscht hast. Mit der du alles, wirklich *alles* teilen kannst und willst. Die du jede freie Minute anrufen kannst, der du mehrmals täglich schreibst, ihr Bilder schickst, den neuesten Quatsch erzählst, den die Kinder mal wieder angestellt haben, und auch deine heimlichen Gedanken und deine Träume anvertraust. Und das ist Randa für mich.

Ich hatte von Anfang an einen guten Draht zu randa_and_the_gang. Seither wächst unsere Freundschaft mit jedem Tag immer enger zusammen. Das liegt an ihrem wunderbaren Wesen, ihrer absoluten Verlässlichkeit, ihrer Tiefe, ihrem Humor. Es hat aber noch einen anderen Grund.

Wenn ein Mensch schwer krank wird, erlebt man immer wieder, wie andere sich abwenden: Bekannte, auch Freunde, enge Freunde. Sie können nicht mit den Themen Krankheit und Tod umgehen. Vielleicht wissen sie auch einfach nicht, was sie sagen sollen. Oder sie können und wollen nicht mitansehen, wie der andere um sein Leben kämpft und womöglich verliert. Dann machen sie sich rar, meiden Situationen, in denen man sich treffen könnte. Damit, so denke ich manchmal, tun diese Menschen sich selbst weh. Sie wissen ja nicht, ob sie jemals noch die Chance haben werden, das Ganze geradezurücken. Zu signalisieren: Du bedeutest mir viel, ich halte es kaum aus, dass es dir schlecht geht. Nur deshalb habe ich mich abgewendet.

Und dann sind da die Menschen, die tief betroffen sind, die wissen, wie schwer die Situation ist, wie knapp alles werden könnte. Und die trotzdem auf einen zugehen. Die bereit sind, ihre Zeit und Gefühle in den anderen zu investieren, auch wenn die Situation unsicher ist. Sie öffnen ihr Herz und machen sich damit auch verwundbar. Sie wollen alles, wirklich alles mit einem teilen, selbst die düsteren, die schweren Momente. Zu ihnen gehört Randa. Randa hat uns nie im Stich gelassen, und sie würde es auch nie tun. Im Gegenteil. Sie würde sich nachts um drei in Berlin in den Zug setzen, um am nächsten Morgen bei mir zu sein. Und umgekehrt. Das schweißt zusammen.
Ich bin Instagram unglaublich dankbar dafür, dass ich Randa dort getroffen habe. Ob wir uns sonst begegnet wären, im realen Leben? Sie in Berlin, ich in Düsseldorf, mit unseren Kindern? Ich weiß es nicht. Ich weiß nur, dass ich mir ein Leben ohne sie nicht mehr vorstellen kann. Sie ist weit mehr als eine Freundin geworden, sie ist Familie. Und wer mich kennt, weiß, was das bedeutet. Zwischen uns beiden ist so eine Vertrauensbasis, dass ich ihr Hendrik und meine Kinder anvertrauen würde: das Kostbarste, was ich habe.

Als ich Randa kennenlernte, war Hendriks Gesundheitszustand stabil. Als wir uns das erste Mal auf einer Veranstaltung trafen, ging es ihm noch immer relativ gut. Doch er befand sich auf einer Abwärtsstrecke. Es war noch kaum spürbar, doch es ging bergab. Ein bisschen war es so wie ein Sturm, der sich zusammenbraut. Den man mehr ahnt als spürt. In der Ferne noch, doch man weiß, er kann mit jeder Sekunde über einen hereinbrechen, ohne jede Vorwarnung. Er wird Zerstörung mit sich bringen und Angst und Albträume säen. Man hofft, dass nichts passiert, dass man trotz allem sicher ist. Zugleich aber weiß man, dass das Schicksal Hoffnungen ganz nach Belieben ignoriert.

In den Momenten, in denen mich die Angst packte, mir vor Augen führte, dass Hendrik sterben könnte, war Randa da. Sie hörte mir zu, wenn Panik aus mir sprach. Sie haute auch mal auf den Tisch und sagte: „Schluss jetzt." Viel öfter aber nahm sie mich in den Arm und versicherte mir: Alles wird gut.

SCHEIN-
SICHERHEITEN

WIR

Wenn man erfährt, dass man schwer krank ist, türmen sich erst einmal all die drohenden Verluste vor einem auf: geliebte Menschen, enge Freunde, auch die eigene Lebenszeit. Dinge, die man noch erleben, Orte, die man noch sehen wollte. Wünsche und Lebensträume, die sich im Nichts verlieren. Das tut weh. Und es dauert, bis man die neue Realität akzeptieren kann. Dann verändert sich vieles: Jeder einzelne Moment gewinnt an Bedeutung. Und man bewertet neu, was wirklich wichtig ist.

Viele Menschen, die eine schwere Krankheit überstehen, nehmen diese Erfahrung mit in ihr weiteres Leben, sie gehen bewusster durch den Tag. Sie wollen keine Zeit mehr vergeuden, weil sie erfahren haben, wie kostbar diese ist.

Doch es besteht ein großer Unterschied dazwischen, ob man selbst betroffen ist oder ein Mensch, den man liebt. Für den man Verantwortung trägt. Den man glücklich und unbeschwert sehen will.

H: Richtig schlimm war es für mich in den Stunden, in denen ich dachte, ich hätte Krebs. Danach war ich erst mal erleichtert. Es war ja alles nicht so schlimm.

D: Wie bitte? Nicht so schlimm? Du erfährst, dass deine Leber abstirbt, ein überlebenswichtiges Organ wohlgemerkt, und du sagst, alles ist halb so wild?

H: (lacht) Okay, okay. Was ich sagen wollte: Ich wusste, dass es Möglichkeiten gibt, meine Krankheit zu behandeln. Diese ganze Batterie an Tabletten, die ich nehmen musste, die war ja für irgendwas gut.

D: (guckt skeptisch) Und die Nebenwirkungen?

H: Ich habe mir nicht groß Gedanken um mögliche Nebenwirkungen gemacht. Oder besser gesagt: Klar wusste ich, dass es Nebenwirkungen geben könnte, aber die Wahrscheinlichkeit war eben äußerst gering. Und genauso habe ich das halt eingeschätzt. Ich habe nicht ständig die winzige Möglichkeit vor Augen gehabt, einer dieser höchst seltenen Fälle zu sein, die eine tödliche Nebenwirkung erleiden. Stattdessen habe ich mich auf die überwiegende Anzahl an Menschen konzentriert, die gut mit den Medikamenten zurechtkommen. Es ist doch bekannt aus der Placeboforschung, dass Menschen die verrücktesten Symptome spüren können, obwohl sie nur ein Scheinmedikament bekommen haben. Das geht so weit, dass Patienten, denen gesagt wird, sie wären am Knie operiert worden, wobei in Wirklichkeit nur ein Schnitt gesetzt wurde, die gleichen Beschwerden haben können wie solche, die wirklich operiert wurden. Neben den Wirkstoffen, die man bekommt, ist eben auch das Mindset von Bedeutung.

D: Typisch Hendrik. Auch nach der Diagnose hat er sich noch als unzerstörbar angesehen. Bisschen lädiert, „aber das wird schon“, wie er immer behauptet hat. Anfangs habe ich das gerne geglaubt. Aber seit er vor meinen Augen immer gelber geworden war, hatte ich halt Angst um ihn.

H: Und du bist vor meinen Augen fast innerlich verblutet.

D: Ja, ein super Beispiel für angeblich höchst seltene und megaunwahrscheinliche Komplikationen ... Klar, das war gefährlich. Aber bei mir war durch die Operation nach der Geburt der Zwillinge alles wieder in Ordnung. Du hingegen bist schwer krank.

H: Aber mir ging es ja wieder besser, als ich Anfang 2016 aus dem Krankenhaus kam.

D: Besser, na ja. Die Ärzte selbst haben gesagt, dass die Medikamente den Verlauf der Leberzirrhose verlangsamen können, dass es in einigen Jahren aber auf eine Transplantation hinauslaufen würde.

H: In einigen Jahren ... genau.
D: Das ist der Unterschied. Du bist von zehn Jahren plus ausgegangen. Ich habe ja auch gehofft, dass es so kommen würde. Aber es gab null Garantie. In Wahrheit hatte ich ständig Angst, dass es uns jederzeit eiskalt erwischen könnte.
H: Und das war und ist für mich das Schlimmste an der Krankheit. Dass sie dir so viel Angst macht.

HENDRIK

Wenn man selbst krank wird, braucht man natürlich eine Weile, um die Diagnose zu akzeptieren. Der Schlüssel zum Glück ist, das zu ändern, was man ändern kann. Und was man nicht ändern kann, wie eben eine solche Erkrankung, muss man lernen anzunehmen. Als Betroffener durchläuft man diesen Prozess zwangsläufig. Auch wenn man damit hadert, will man letztlich keine kostbare Lebenszeit verlieren. Man entwickelt Bewältigungsstrategien. Das macht stark. Was wehtut, ist der Schmerz der anderen. Der Gedanke, die Familie allein zu lassen. Das war es, was mich zum Weinen gebracht hat, und nicht mein Schmerz.
Es war schlimm für mich, dass Denise Ängste entwickelte. Mir ging es anfangs ja nicht schlecht, und ich wollte nicht, dass sie sich unnötige Sorgen machte. Zugleich war klar, dass ich ihr nichts vormachen durfte. Sie musste wieder vertrauen lernen. In das Leben, in meinen Körper.
Ich konnte nicht mehr tun, als die Medikamente zu nehmen, ihr Zuversicht zu vermitteln und ihr immer wieder zu versichern, dass ich sofort zum Arzt gehen würde, wenn sich in mir etwas veränderte.
Und natürlich veränderte sich einiges. Nicht sofort, aber früher als gedacht.

LEBERZIRRHOSE

Bei dieser fortschreitenden Erkrankung entzündet sich das Gewebe, vernarbt und verfestigt sich. Die Leber wird nach und nach in ihren lebenswichtigen Funktionen beeinträchtigt. Die Ursachen dafür sind vielfältig:
Bei der **alkoholbedingten Leberzirrhose** wird das Lebergewebe durch längerfristigen Alkoholkonsum geschädigt.
Die **nichtalkoholische Leberzirrhose** ist in den vergangenen Jahren in den Fokus gerückt. Bei der sogenannten Fettleber kommt es zu Fettansammlungen im Lebergewebe. Als Ursachen gelten derzeit eine zucker- und kohlenhydratlastige Ernährungsweise, Übergewicht, Adipositas, Bluthochdruck und ein hoher Cholesterinspiegel.
Eine weitere Form der Leberzirrhose ist **virusbedingt**. Die Hepatitisviren A, B, C, D und E haben unterschiedliche Übertragungswege; gegen die Virustypen A und B stehen Impfungen zur Verfügung.
Bei einer **Autoimmunhepatitis** greift das Immunsystem die körpereigenen Leberzellen an, die daraufhin vernarben und zirrhotisch werden.

Eine Leberzirrhose verursacht zu Beginn meist keine körperlichen Probleme. Wird sie frühzeitig entdeckt, kann das Lebergewebe unter Umständen regenerieren. Bei der Autoimmunhepatitis allerdings liegt die Ursache im körpereigenen Immunsystem selbst. Hier zielt die Behandlung darauf ab, die Immunantwort des Körpers herabzusetzen und den Verlauf der Erkrankung damit zu verlangsamen.

DENISE

Hendrik und ich waren uns seit jenem ersten Date, bei dem wir die ganze Nacht durchgequatscht hatten, so unglaublich nahegekommen. Das Intensivste in einer Beziehung ist ja die Nähe … dieses Gefühl, nicht mehr allein zu sein, sondern zu zweit ein Ganzes zu bilden. Oft hatte ich das Gefühl, dass zwischen uns keine Trennung mehr existierte, kein Ich, kein Du, nur ein Wir. Wir wussten, was der andere dachte, wir spürten, was der andere fühlte. Sein Schmerz war mein Schmerz, meine Freude war seine Freude. Diese Nähe zwischen uns machte mich unfassbar glücklich, ich fühlte mich nicht nur eins mit ihm, mit unseren Kindern, sondern mit der ganzen Welt.

Durch seine Diagnose aber spürte ich, dass diese Einheit zumindest auf einer Ebene pure Illusion gewesen war. Er war so krank, seit Jahren schon gewesen, und ich hatte überhaupt nichts gemerkt! Mehr noch, ich begriff, dass diese Krankheit ihn mir wegnehmen könnte. Dass sie unsere Familie zerstören könnte, mich und die Kinder allein, ohne ihn, zurücklassen könnte. Den Gedanken hielt ich ganz schlecht aus.

Als außenstehende Person erlebt man in Situationen, in denen der Partner oder die Partnerin eine schwierige Diagnose gestellt bekommt, einen starken Kontrollverlust. Man will alles tun, um den geliebten Menschen am Leben zu erhalten, und weiß nie, ob es genug ist. Was wirklich im Körper des anderen vor sich geht. Ob und wann das Schicksal zuschlägt.

Es war nicht so, dass ich pausenlos darüber nachdachte. Aber doch fühlte es sich so an, als wäre ein Teil meines Wesens in diese dunklen Abgründe verbannt worden. Als ich ein kleines Mädchen gewesen war, war mein Vater kurz vor seinem Tod mit mir nach Spanien gefahren. Niemand außer ihm hatte damals gewusst, dass dies sein Abschied von mir war. Vielleicht hatte er mir eine schöne Erinnerung an sich mitgeben wollen. Doch ich habe vor

allem eines verinnerlicht: dass meine Liebe zu ihm nicht ausgereicht hatte, ihn am Leben zu erhalten. Das ist unsinnig; er war krank gewesen, ich noch ein kleines Kind, und nichts und niemand hätte ihn in dem Moment aus seiner tiefen Depression retten können.
Aber erlebte ich mit Hendrik nach seiner Diagnose gerade etwas Ähnliches? Dass meine Liebe nicht ausreichen könnte, um seine Leber zu beschützen?
Und da war noch eine Erfahrung, die ich machte. Das Leben ging weiter.
Ich hatte Hendrik ja vorgewarnt bei unserem allerersten Date. Mir war es ernst, ich wollte wirklich eine *große* Familie.

Die Zwillinge waren erst ein paar Stunden alt, ich lag nach meiner Notoperation auf der Intensivstation, noch völlig benebelt von diesem Cocktail aus Narkose, Schmerzmitteln und Glückshormonen. Als Hendrik mich mit Ella und Matheo auf den Armen besuchte, sah ich ihn an, sah meine wunderhübschen Kinder und sagte: „Ich wünsch mir noch ein Baby."
Hendriks verliebtes Strahlen wandelte sich in pures Entsetzen.
„Das kannst du unmöglich ernst meinen nach allem, was in den letzten Stunden passiert ist", sagte er.
Und ob ich das ernst meinte. Ich setzte an, es ihm zu erklären.
„Ich kann da jetzt nicht drüber nachdenken", unterbrach er mich. „Du weißt, dass es mir nicht darum geht, dass Kinder Arbeit machen. Das sehen wir beide gleich, das gehört dazu und ist ja auch schön. Aber du hast bei Josies Geburt extrem viel Blut verloren und jetzt wieder. Ich habe panische Angst, dass ich dich beim nächsten Mal verlieren könnte." Seine Augen röteten sich, er schluckte.
„Es wird alles gut", versprach ich ihm.
Irgendwie hatten wir gerade Rollen getauscht, sonst war ich ja immer diejenige, die hyperemotional wurde und Panik hatte, Hendrik zu verlieren. Und

er musste mir reihenweise Versprechen geben. Als ich aus der Klinik nach Hause durfte und der Alltag mich einholte, trat der Wunsch nach einem weiteren Baby ein Stück weit in den Hintergrund. Unsere vier Kinder mit ihren unterschiedlichen Bedürfnissen hielten mich auf Trab. Und da war die latente Sorge um Hendrik. In manchen Nächten hielten mich die Babys wach und in anderen meine kreisenden Gedanken.

Instagram war eine wunderbare Ablenkung. Mein Account wuchs, und bald kamen die Stories dazu, die mir jede Menge Spaß machten. Ich redete einfach drauflos. Anfangs staunte ich darüber, wie viele Leute sich Tag für Tag ansahen, was ich so aus meinem Leben zum Besten gab. Sie verrieten mir, dass sie sich früher zum Entspannen Soaps wie „Gute Zeiten, schlechte Zeiten" angesehen hatten und jetzt eben uns. Als junge Familie mit vier Kindern hatten wir offenbar eine Art Exotenstatus. Auch Hendrik hatte Spaß dran, tauchte in meinen Stories und auf meinen Bildern auf. Er identifizierte sich stark mit seiner Vaterrolle – zu Recht, denn er war ein toller Papa, wie er mit den Kindern spielte, wie er auf sie einging und immer ein offenes Ohr für sie hatte. Und er brachte so viel Geduld auf – etwas, das man von mir nicht immer behaupten konnte.

Ich war so froh, dass er gesundheitlich stabil war. Es schien sich zu bewahrheiten, was die Ärzte gesagt hatten: dass die Medikamente den Verlauf seiner Krankheit zwar nicht rückgängig machen konnten, ihn jedoch verlangsamten. Ja, da war immer noch Angst in mir und manchmal auch Panik. Aber so, wie Hendrik sich mit den Medikamenten arrangierte, tat ich es mit meinen Gefühlen. Wir hatten Vertrauen in seine Ärzte, hatten die Krankheit akzeptiert, und wir erlaubten uns, sie ein Stück weit zu verdrängen. Um wieder träumen und für die Zukunft planen zu können.

HENDRIK

Mein Vertrauen in die Fachärzte, die mich betreuten, war hoch. Das half mir, mich in der neuen Situation zurechtzufinden. Es war ein bisschen wie meine Arbeit: Wenn man den Fehler identifiziert hat, kann man ihn korrigieren, das Programm umschreiben und mögliche Verbesserungen vornehmen. Die Diagnose, die mein Arzt in Düsseldorf gestellt hatte, war von seinen Kolleginnen und Kollegen in Essen und vom Labor bestätigt worden. Als Nächstes stand eine Leberbiopsie an. Um Aufschluss über den Status meiner Leber zu gewinnen und herauszufinden, warum meine Milz so stark vergrößert war, wurde gleich eine Mini-Laparoskopie durchgeführt: eine Bauchspiegelung und Gewebeentnahme in einem. Warum ich darauf bestanden hatte, dabei auf eine Sedierung zu verzichten, kann ich im Nachhinein wirklich nicht mehr nachvollziehen. Vielleicht wollte ich auf die Belastung durch eine Narkose verzichten, vielleicht war ich mal wieder zu neugierig – oder aber ich hielt mich immer noch für unzerstörbar. Während des Eingriffs wurde mir schnell klar: Noch einmal würde ich nicht den Helden spielen. Um Gewebe aus der Leber zu entnehmen, wurde ein Trokar eingeführt, eine kräftige lange Nadel, vorne Dreikant, mit einem Röhrchen. Durch dieses Röhrchen wurde ein Spezialendoskop mit Kamera und Lichtquelle in meinen Bauch geschoben. Die Milz, stellten die Ärzte fest, war riesig, den Grund dafür kannten sie noch nicht. Die pathologische Untersuchung der Gewebeprobe räumte auch noch den letzten Zweifel an der Diagnose meiner Leber aus.

Die Ärzte erstellten einen Behandlungsplan. Bisher hatte ich nur selten Medikamente genommen, alle paar Jahre mal ein Aspirin vielleicht. Und jetzt? Die Pharmaindustrie musste ihre wahre Freude an mir haben.

Zum einen bekam ich ab sofort Azathioprin, ein Immunsuppressivum. Es diente dazu, die Aktivität jener Immunzellen herabzusetzen, die meine Leber angriffen und für Entzündungen sorgten: die sogenannten T-Lymphozyten. Auf diese Weise sollte die Vernarbung des Gewebes verlangsamt werden. Die Ärzte hofften, die Funktionsweise meiner Leber auf diesem Wege möglichst lange aufrechtzuerhalten.
Der Beipackzettel war ein schönes Beispiel dafür, wie unterschiedlich Denise und ich an die Sache herangingen.
Denise sah nur die seltenen, schwerwiegenden Nebenwirkungen, nämlich: Plattenepithelkarzinome, Basalzellkarzinome und Lymphome. Sie sah mich bereits an Krebs sterben.
Ich hingegen las: Übelkeit (hatte ich keine), Müdigkeit (ich hatte vier Kinder, wo, bitte, gab's da jemals genug Schlaf?), Hautreaktionen (hatte ich keine, es sei denn, ich steigerte mich hinein, dann juckte es überall) sowie ein erhöhtes Infektionsrisiko. Letzteres musste ich ernst nehmen, das hatte mir bereits mein Hausarzt erklärt.
Dadurch, dass mein Immunsystem heruntergefahren wurde, konnte sich der kleinste Infekt so ausweiten, dass mein Körper ohne Medikamente nicht damit fertig werden würde. In Zukunft durfte ich also nicht erst mal abwarten, ob eine Erkältung oder ein Magen-Darm-Infekt von allein weggingen, bevor ich in der Sprechstunde vorbeischaute – eine Taktik, mit der ich bisher gut gefahren war. Stattdessen sollte ich mich sofort vorstellen und darauf gefasst sein, dass er mit der Antibiotikakeule käme. Es schien mir eindeutig besser, von vorneherein gesund zu bleiben. Medikamente belasten die Leber. Je stärker die Infektion, desto stärker das Antibiotikum. Oder man müsste das Cortison reduzieren, damit das Immunsystem wieder effizient reagierte – was die Gefahr der Autoimmunreaktion erhöhte. Das hörte sich ganz nach einem Teufelskreis an.

Ich mied Menschenmengen, mein Chef hatte viel Einfühlungsvermögen und stellte mir frei, ob ich bei Firmenevents anwesend war oder lieber wegblieb, und wenn mal wieder die Grippe umging, verzog ich mich vorsichtshalber ins Homeoffice. Zu Hause aber war natürlich keine keimfreie Umgebung, nicht bei vier Kindern. Alles in allem hatte es keinen Sinn, sich verrückt zu machen. Tatsächlich kam ich lange Zeit gut zurecht. Das änderte sich zu Beginn der ersten Pandemiewelle.

Im Frühjahr 2020 hatte ich einen Ateminfekt – mit Verdacht auf Corona. Ich bekam immer schlechter Luft, die Sauerstoffsättigung sank. Anfangs verabreichte man mir Sauerstoff über die Nase, dann über eine Atemmaske. Die Station war bereits für die Coronakranken umgebaut, und einige Tage waren sich die Ärzte sicher, ich gehörte auch dazu. Das Blutbild aber zeigte, dass ich einen bakteriellen Infekt hatte. Ich bekam drei verschiedene Antibiotika intravenös zugeführt, und das über die Dauer von drei Wochen. Währenddessen war Denise allein mit den Kindern. Ich wäre ihr keine Hilfe gewesen, im Gegenteil. Mein Körper war extrem geschwächt. Er konnte sich nicht wehren, ich kam nicht in meine Kraft. Zugleich war ich stark erschöpft wegen der schlechten Sauerstoffwerte, und das Gefühl, nie genug Luft zu bekommen, saß dicht an der Panik. Dann fing ich mir auch noch einen Krankenhauskeim ein. Dank der Medikamente ging es nach gut zwei Wochen leicht bergauf. Doch mein Blutbild war schlecht, ich hatte zu wenige weiße Blutkörperchen. Vielleicht sammelten sie sich ja in der Milz, die nach wie vor stark vergrößert war. Aber glauben heißt nicht wissen, und so kam eine der Ärztinnen auf die glorreiche Idee, Knochenmark aus meinem Rücken zu entnehmen und zu untersuchen.

Da lag ich auf dem Bauch, meine Hände umklammerten das Bett, und ich ließ die Prozedur über mich ergehen. Ich spürte, wie die Nadel in meinen Rücken gedreht wurde, das erforderte nämlich Kraft. Es war keine schöne

Prozedur, und als es an die Extraktion des Knochenmarks ging, tat es so richtig weh. Das Ganze dauert nicht bloß die angekündigten zehn Minuten, sondern gleich dreißig, weil ein Heparinfläschchen kaputtging und auf der gesamten Station kein Ersatz aufzutreiben war. Nach dem Untersuchungsbefund war klar: Mein Knochenmark war bombig, also musste wohl tatsächlich die Milz der Übeltäter sein.

Ein weiteres Medikament, das ich täglich einnehmen musste, war Cortison, das entzündungshemmende Eigenschaften hat und ebenfalls immunsuppressiv wirkt. Wir hatten schon in der Klinik mit einer hohen Anfangsdosis begonnen, die schrittweise bis hin zu einer Erhaltungsdosis reduziert werden sollte. Ziel war, die Leberentzündung weiter zu reduzieren und die Immunantwort herabzusetzen. Cortison gilt einerseits als Wundermittel, doch was mich nachdenklich machte, war die Osteoporose als mögliche Nebenwirkung. Ich betrieb ja intensiv Kraftsport. Es ist zwar bekannt, dass dieser dem Knochenschwund vorbeugen kann. Doch Kraftsport kann die Knochen eben auch belasten, vor allem, wenn ihre Dichte nachlässt. Außerdem kann es unter Cortison zum Muskelschwund kommen. Ich würde mir Gedanken machen müssen, wie ich mein Training am besten aufbaute.

Eines war klar: Ich würde die Medikamente über Jahre und vielleicht sogar mein Leben lang einnehmen müssen. Doch es gab keine Alternative. Ich konnte nicht schummeln, die Dosis nicht runterhandeln, ich musste da durch. Wäre ich allein gewesen, hätte ich vielleicht Schwierigkeiten gehabt, all das zu akzeptieren. Aber ich hatte Denise und die Kinder.

Es sagt sich so leicht: Ich liebe mein Leben. Aber es war viel mehr. Denise und die Kinder gaben meinem Leben Sinn. Alles – vom Zubereiten der Fläschchen über das Reparieren des nächsten Plattens bis hin zu Tausenden von Antworten auf all die Warum-Fragen, die mir die Kinder stellten – zeigte mir: Ich werde gebraucht. Wir waren als Einheit zusammengewachsen, es war undenkbar, dass Denise oder eines der Kinder nicht da wären. So wie es für sie undenkbar wäre, dass ich nicht mehr da wäre. Und das half. Das gab mir die Kraft, die notwendigen Behandlungen zu überstehen, die Nebenwirkungen von Medikamenten auszuhalten und mich auf das zu konzentrieren, was essenziell im Leben ist: Liebe zu geben.

In jener Zeit las ich viel; keine Thriller, keine Romane, sondern Artikel über Langzeit-Immunsuppression, über Knochenschwund – und über Ösophagusvarizen. Denn es gab noch eine weitere Komplikation, die nicht von den Medikamenten herrührte, sondern der Leberzirrhose selbst: Krampfadern in der Speiseröhre. Die einzige Vorsorge, die ich gegen diese gefürchtete Komplikation treffen konnte, waren regelmäßige Untersuchungen der Speiseröhre. Im Fall von Varizen wird eine sogenannte Gummibandligatur vorgenommen – etwas, das alle paar Wochen stattfindet, wie ich bald feststellen sollte.
Dabei wurde im nüchternen Zustand ein Endoskop, also ein schlauchähnliches medizinisches Instrument, durch den Mund in meine Speiseröhre eingeführt. Mithilfe einer Kamera, die sich am unteren Ende des Schlauches befand, beurteilte der Arzt die Varizen und ihre genaue Position. Anschließend wurden mithilfe des Endoskops Gummibänder um die Varizen gelegt und festgezogen. So wurde der Blutfluss in den Gefäßen gestoppt, die daraufhin schrumpften und abstarben.
In den ersten Tagen tat jedes Schlucken weh. Aber auch das ging vorbei, und dann hatte ich eine Weile meine Ruhe. Ich konnte damit hadern, aber das würde mir nicht weiterhelfen. Die Hauptsache war, dass es nicht zu einer Blutung kam, denn die Prognose war in dem Fall gar nicht gut. Da nahm ich die Behandlung gern in Kauf.

EINE LEBENSBEDROHLICHE KOMPLIKATION: **VARIZEN-BLUTUNGEN**

Bei einer **Leberzirrhose** *wird der* **normale Blutfluss** *durch die Leber* **gestört**. *Das Organ selbst ist aufgrund der Vernarbung der entzündeten Zellen verhärtet, was sich auf den Pfortaderkreislauf auswirkt – den Weg des venösen Blutes vom Verdauungstrakt und der Milz hin zur Leber. Das harte, vernarbte Gewebe wirkt wie eine Barriere, es behindert den Blutfluss, und das wiederum verstärkt den Druck in der Pfortader.*

Als Reaktion darauf **leitet der Körper das Blut um** *– unter anderem in die Venen der Speiseröhre (Ösophagus). Dort bilden sich alternative Blutgefäße, sogenannte Kollateralgefäße.*

Das Problem: Diese „Ersatzvenen" **können dem Druck des Blutes** *aus der Pfortader möglicherweise* **nicht standhalten**. *In der Folge erweitern sie sich und führen zu Krampfadern (Varizen). Auch verändert sich die Venenwandstruktur, was ebenfalls die Entstehung von Varizen begünstigt.*

Dass der Körper eine Art Umgehungskreislauf bildet, um das Blut an sein Ziel zu befördern, ist im Grunde faszinierend. Allerdings stellen Ösophagusvarizen ein erhebliches Risiko dar, denn **sie können reißen**. *Dann ist man binnen Sekunden ein medizinischer Notfall und läuft Gefahr, in einen Schockzustand zu verfallen und zu verbluten.*

Als die Zwillinge drei Jahre alt wurden, hatte ich einen weiteren Grund, das alles nicht so schwer zu nehmen: Denise und ich wünschten uns wieder ein Baby. Noch ein Mensch, für den ich Verantwortung tragen wollte, dem ich Liebe und Geborgenheit schenken durfte, damit er oder sie sich frei entfalten konnte. Jedes meiner Kinder war so unterschiedlich. Ich war unglaublich gespannt darauf, wer sich nun auf den Weg zu uns machte.

DENISE

Während die Zwillinge größer wurden, schob sich mein Wunsch nach einem fünften Kind klammheimlich in den Vordergrund. Er war nie ganz weg gewesen, doch seit Ella und Matheo durchschliefen, war das Leben entspannter. Und auch Hendrik sprach nun öfter darüber, wie es denn wäre, wenn wir noch ein Baby hätten. Er machte sich nach wie vor große Sorgen um mich. Doch ich kann sehr überzeugend sein – andere nennen es hartnäckig. Und seine Liebe zu Kindern steht meiner in nichts nach.

Wir wohnten damals in Mülheim an der Ruhr. Zwar wären wir gern in der Düsseldorfer Kinderwunschklinik geblieben, weil wir dort sehr glücklich gewesen waren. Doch während ich Hormone nahm und die Eizellen heranreiften, musste ich beinahe täglich eine Ultraschallkontrolle machen, um den richtigen Zeitpunkt für die Follikelpunktion zu bestimmen. Da war Düsseldorf einfach zu weit entfernt. Also wechselten wir in die Klinik in Essen und fühlten uns auch dort sehr gut aufgehoben. Tatsächlich wurde ich gleich bei der ersten IVF schwanger!
Hendrik und ich hatten inzwischen auf Instagram publik gemacht, dass wir unsere Zwillinge dank einer künstlichen Befruchtung bekommen hatten,

und freuten uns, dass wir einen kleinen Teil dazu hatten beitragen können, dem Thema zur Normalität zu verhelfen. Wir hörten von immer mehr Paaren, die sich für eine IVF entschieden, und wünschten uns, dass andere, die diesen Weg noch nicht für sich in Betracht gezogen hatten, von den Erfahrungen unserer Community profitierten.
Dass wir uns nun wieder ein Kind wünschten und in Behandlung waren, hatten wir freiheraus erzählt. Natürlich hatten wir auch unsere Freude darüber geteilt, dass ich wieder schwanger war. Glück, Freude, Liebe – all das vervielfacht sich ja, wenn man es mit anderen teilt.
Als ich in der zwölften Woche zur Kontrolle bei der Gynäkologin war, machte sie eine Ultraschalluntersuchung. Ich fühlte mich schon relativ sicher am Ende des dritten Monats. Doch ein Blick in das Gesicht der Ärztin zerstörte diese Sicherheit binnen eines Atemzugs.
„Der Embryo muss vor etwa zwei Wochen abgestorben sein“, sagte sie. „Es tut mir sehr leid.“
Es war der absolute Horror für mich. Auch wenn ein Embryo bereits tot ist, fühlt sich der Körper durch die Hormone noch schwanger. Ich konnte es nicht begreifen. Es tat sehr weh, dieses kleine Wesen zu verlieren. Ich fühlte mich so leer, als ich meine Sachen für die Klinik packte, wo eine Ausschabung vorgenommen werden sollte.

Unsere Community fieberte weiter mit uns mit, hoffte, dass alles in Ordnung war. Was bedeutete, dass wir über die Fehlgeburt sprechen mussten. Etwas so schwer Fassbares in Worte zu fassen, und das so kurz, nachdem wir es erfahren hatten, war nicht leicht. Fehlgeburten sind ein weiteres Thema, das lange Zeit tabu war und doch so viele Frauen, so viele Paare betrifft. Dieser Sturz von der absoluten Freude ins Nichts ist hart. Und nur selten stößt man mit seiner Trauer auf Empathie und Verständnis. Für einige inni-

ge Wochen war man eine werdende Mutter, ein werdender Vater – und ist es dann plötzlich nicht mehr.
Die Menschen, die unseren Post lasen, nahmen ehrlich Anteil daran, und nicht wenige schrieben uns, dass es ihnen ähnlich ergangen sei. Wir fühlten mit ihnen, und irgendwie schuf diese Nachricht, die wir in die Welt von Social Media gestellt hatten, plötzlich einen Raum, in dem an so viele Babys gedacht wurde, die es nicht auf diese Welt geschafft hatten.

Häufig hören Frauen nach einer Fehlgeburt von ihren Ärzten oder auch von Mitmenschen, sie sollten doch froh sein, dass es so gekommen sei, denn das Kind wäre womöglich stark behindert zur Welt gekommen. Für uns war immer klar gewesen, dass wir unser Baby so annehmen würden, wie es war. Was unser Kind mit ins Leben brachte, würde uns nicht daran hindern, es zu lieben und alles dafür zu tun, dass es ein glücklicher Teil unserer Familie wurde. Auch darüber hatten Hendrik und ich lange gesprochen, als wir es wieder versucht hatten, und waren uns von Anfang an einig gewesen.
Ende 2019 war es dann so weit: Ich war erneut schwanger – und diesmal ging alles gut! Unser kleines Mädchen entwickelte sich prächtig in meinem Bauch, und wir schwammen im Glück.

Im Februar 2020 hatte die Corona-Pandemie ihren Anfang genommen. Hendrik arbeitete im Homeoffice und ich nebenher auf Instagram. Ich war so dankbar, dass ich einen Beruf ausüben durfte, dem ich von zu Hause aus nachgehen konnte. So hatte ich immer Zeit für die Kinder und blieb mit der Community verbunden.
Hin und wieder ärgerte ich Hendrik, weil er nicht ins Fitnessstudio gehen konnte. „Du baust noch Muskeln ab, wenn du nicht bald wieder richtig trainierst", zog ich ihn auf. Meine Angst um ihn war zu diesem Zeitpunkt etwas

in den Hintergrund getreten. Es war so viele Jahre gut gegangen. Warum sollte sich das ausgerechnet jetzt ändern?
Ich war froh, dass er zu Hause blieb; so hatte ich ihn um mich, und ich musste mich nicht sorgen, dass er sich einen Infekt oder gar Corona holte. Sein Immunsystem war durch die Medikamente geschwächt, eine kleine Erkältung konnte sich schnell zu einer massiven Lungenentzündung auswachsen. Das hatten wir gerade erst hinter uns, er war so krank gewesen. Doch er hatte sich erholt. Das gab mir Zuversicht.
Wenn sich in seiner Speiseröhre Krampfadern bildeten und diese wieder abgebunden wurden, tat es mir unglaublich weh, ihn derart leiden zu sehen. Jedes Schlucken schmerzte, er bekam nur Brei herunter, den er verabscheute. Spätestens am dritten Tag saß er da und kaute gefühlte Stunden an einem Bissen Schnitzel. Ich saß ihm gegenüber am Tisch, überwachte ihn, um sicherzugehen, dass er sich nicht innerlich verletzte. Das langsame Kauen war ansteckend wie Gähnen, und so saßen wir uns wie ein altes Ehepaar gegenüber und kauten und kauten.
Jedes Mal ging alles gut, er wachte aus der Narkose auf, er blutete innerlich nicht nach. Irgendwie gewöhnten wir uns auch daran. Jedes Leben hat seinen Preis, und dies war unserer. Hendrik ging durch den Schmerz und ich durch die Angst um ihn. Und das Glück, noch einmal Eltern zu werden, wischte alles fort.

Wenn ich heute die Bilder unseres Babybauch-Shootings ansehe, frage ich mich, wie ich es übersehen konnte, dass Hendrik tatsächlich abgenommen hatte. Damals fiel es mir nicht auf. Vielleicht war es trotz allem ein gutes Zeichen, dass meine übersteigerte Wachsamkeit nachließ. Vielleicht hatte ich diese Pause von der Angst einfach gebraucht, um Kraft zu sammeln.
Carlie wurde im August 2020 geboren, auch sie war ein Kaiserschnittba-

by, aber diesmal gab es keine Komplikationen. Es war eine traumhaft schöne Geburt. Sie war so ein süßes, dickes Baby, 3200 Gramm schwer. Alles an ihr war rund, das Gesicht, die Bäckchen, ganz anders als meine anderen Kinder, die zwischen 2500 und 2700 Gramm gewogen hatten. In der 39. Woche war sie geholt worden, es war nach Tylor meine längste Schwangerschaft gewesen. Vermutlich hätte Carlie noch Wochen in meinem Bauch zugebracht und es sich gut gehen lassen, wenn die Ärzte sie gelassen hätten. Wir hatten ein Familienzimmer, so konnte Hendrik trotz Corona bei uns in der Klinik sein, bis wir nach Hause durften. Jetzt waren wir zu siebt.

Zehntausende Menschen gratulierten uns zu der Geburt, es war unglaublich berührend. Sie kannten unsere Geschichte, wussten von den vergeblichen Versuchen, den Fehlgeburten und freuten sich über unser Glück. Was sie nicht wussten, war, dass Hendrik schwer krank war. Er hatte es nie publik gemacht, denn es war ihm zu privat. Er wollte kein Mitleid, er wollte auch nicht als „der Kranke", oder „das Opfer" abgestempelt werden. Das verstand ich nur zu gut. Allein unsere Familien und unsere engen Freunde wussten Bescheid.

Im Spätherbst machten wir ein Babyshooting. Die Fotos waren als Weihnachtskarten gedacht; es war noch ein bisschen früh im Jahr. Jedenfalls standen wir auf einem Feld vor einer Gruppe Tannen und lachten in die Kamera: Tylie, Josie, Matheo, Ella und Carlie, Hendrik und ich. Ich war so stolz auf meine große Familie.

Als ich das Foto bei Instagram veröffentlichte, war ich nicht gefasst darauf, was passieren sollte. „Was ist denn mit Hendrik los?", fragten die Leute in den Kommentaren. „Da stimmt doch was nicht, ist er krank?" Das Herz schlug mir bis zum Hals. Ich löschte die Kommentare, irgendwann wurden es zu viele, ich kam nicht mehr nach. Ich war so verletzt, es tat so weh! Warum

redeten die Leute so? Da war Sensationslust. Da war Unsicherheit. Da war auch Sorge, bei den meisten war Sorge. Dennoch, er war und ist das Liebste, was ich habe, und ich wollte ihn vor diesen Kommentaren beschützen.
Dann sah ich genauer hin. Sah mir Hendrik an. Und ich erschrak. Ja, er hatte stark abgenommen. Sein Hals war dünn, das Gesicht knochig. Und mit einem Schlag holte mich die Angst ein. Als hätte sie in meinem Rücken gelauert und nur darauf gewartet, mich wieder in Besitz zu nehmen. Hendrik ist schwer krank, sagte eine Stimme in mir. Ich drückte sie nicht weg. Ich musste wachsam bleiben. Und irgendein Teil von mir hoffte, dass es genügen würde: wachsam sein und auf ihn aufpassen.

VERSPRECHEN

HENDRIK

Die IT-Firma, für die ich nun schon einige Jahre arbeitete, hatte im Frühjahr 2020 mit einem großen Konzern fusioniert. Dadurch war es einfacher, die Verantwortung für Projekte, an denen ich saß, auch mal abzugeben. Als Carlies Geburt näher rückte, war das Beantragen der Elternzeit nur eine Formalität. Dieses Mal gönnte ich mir den Luxus und war ganz euphorisch bei dem Gedanken, so richtig Zeit für Denise und die Kinder zu haben, ohne dass eine Deadline im Hintergrund drängelte. Im August bereitete ich mich darauf vor, meine Projekte zu übergeben. Dann rückte der Geburtstermin auch schon näher. Ich hoffte inständig, dass es dieses Mal nicht zu Komplikationen kommen und Denise die Geburt gut verkraften würde. Und so war es dann auch.

Dieses Gefühl, das neugeborene Kind in den Arm zu nehmen, kann ich nicht in Worte fassen. Es ist Liebe pur. Wir lebten wie in einer Blase in unserem Familienzimmer auf der Entbindungsstation, völlig losgelöst vom Alltag. Sorgen und Ängste, die seit meiner Diagnose unterschwellig an uns nagten, hatten in diesen Tagen keine Bedeutung. Und wenn, dann nur in der Form, dass wir gelernt hatten, noch viel mehr zu schätzen, was wir aneinander hatten.

DENISE

Eine große Familie ist auch deshalb so schön, weil die Kinder viele Geschwister haben. Und mit ihnen enge Bindungen zu Menschen, die Teil ihrer eigenen Geschichte sind. Als wir mit Carlie zu Hause eintrafen, kamen mir die

Tränen, doch diesmal vor lauter Glück. Es ging mitten ins Herz zu sehen, wie die Kinder sie bestaunten, mit ihr kuschelten und ganz in ihrer Geschwisterrolle aufgingen. Auch Ella, die als Einzige während der Schwangerschaft gefremdelt hatte und meinen wachsenden Bauch nicht hatte anfassen wollen, sah ihre winzige Schwester und war sofort schockverliebt.

Carlie war ein unglaublich entspanntes Baby. Kaum legten wir sie ins Babynest, schlief sie auch schon. Wir alle genossen es, dass Hendrik zu Hause war. So war für jedes Kind eine Hand frei, während Carlie in der Babytrage schlief und wir durch die Gegend streiften, um die restlichen Sommertage zu genießen.

Zu der Zeit wohnten wir in Mülheim, es war nicht die schönste aller Wohngegenden, aber in der Nähe war ein kleiner Wald mit einem Bach. Dort gingen wir fast täglich mit den Kindern hin, um zu spielen. Wir stauten den Bach, sprangen drüber, ließen Stöckchen schwimmen, planschten, und Carlie war immer dabei.

Manchmal fragte ich mich, ob ich diese Zeit wirklich so bewusst wahrgenommen hätte, wenn Hendrik nicht krank geworden wäre. Ja, da waren Ängste in mir, immer noch und vor allem nachts. Aber da war auch dieses intensive Glücksgefühl in den vielen guten Momenten. Und die quetschten wir förmlich aus, genossen sie mit all unseren Fasern. Natürlich gab es auch mal Konflikte, das bleibt nicht aus, schon gar nicht, wenn man zu siebt ist. Doch wenn die Kinder mal zickten, dann war es eben so. Das war nichts, was uns groß aufregte. Hendrik hatte unglaublich viel Geduld, erklärte alles hundertfach und ging auf jedes einzelne Kind ein. Ich wurde auch mal laut, wenn es sein musste, und dann war schnell alles wieder gut.

Wäre es nach mir gegangen, hätte es auf ewig so weitergehen können.

HENDRIK

Unsere Anfangszeit mit Carlie war unglaublich harmonisch. Schon während der letzten Schuljahre hatte ich immer gearbeitet und an der wachsenden beruflichen Herausforderung zwar Spaß gehabt, aber auch permanenten Druck gespürt. Mit einem Mal fiel das weg, und alles drehte sich um die Kinder. Zeit zu haben, war ein Geschenk, und ich machte mir keine großen Gedanken um mich. Ab und an verschwand ich im Homeoffice, um all den Schreibkram zu erledigen, der so anfiel. Zu diesem Zeitpunkt hatte ich mich von der Lungenentzündung erholt, vertrug die Medikamente und verschwendete keine Zeit mit negativen Gedanken. Körperlich hatte ich vielleicht ein klein wenig abgebaut, aber das war wohl der Lauf der Dinge, bis ich eine neue Leber bekäme.

Carlie war so ein zufriedenes Baby. Wir machten ein Fotoshooting zu ihrer Geburt, die Kinder standen um ihr Nestchen und strahlten. Da war nichts Gestelltes in den Bildern, die Harmonie hüllte uns alle ein. Auf einem Bild hielt ich Carlie, Denise schmiegte sich an mich. Es war so ein schönes Foto, eine Momentaufnahme unserer Gefühle. Als ich es genauer betrachtete, regte sich irgendein vages Gefühl in mir. Etwas war anders. Ich sah genauer hin. Da bemerkte ich, dass mein Hals dünner geworden war und auch der Arm, auf dem Carlie lag. Ich musste wirklich wieder mehr Sport machen.

Ende Oktober streikte unser Kaffeevollautomat mal wieder. Ein No-Go, wenn man einen Kaffee-Junkie wie Denise zu Hause hat. Ich beschloss, ihr eine Freude zu machen und endlich eine Siebträgermaschine zu kaufen, die wünschte sie sich schon lange.

Als wir zusammen mit Carlie im Geschäft ankamen, spürte ich, dass mir schummrig war. Es gibt halt Tage, an denen man sich nicht hundertprozentig fit fühlt, und ich wollte keine große Sache daraus machen. Wir bekamen einen Kaffee zum Probieren, während wir auf einen Verkäufer warteten. Im nächsten Moment fühlte ich, wie eine Gänsehaut über meinen Körper lief. Ich fröstelte, hatte aber nicht das Gefühl, dass eine Erkältung im Anzug war. Einen Infekt konnte ich auch wirklich nicht gebrauchen. Inzwischen war ein Verkäufer dabei, uns seine Modelle anzupreisen. Ich hörte nicht wirklich zu, denn ich fror jetzt richtig. „Ist dir auch so kalt?“, fragte ich Denise leise, doch sie schüttelte den Kopf. Die Kälte schien von innen zu kommen, und ich merkte, wie Nervosität in mir aufstieg. Denise hatte sich schnell für ein Modell entschieden, zum Glück. Als ich mich ans Bezahlen machte, fing meine Hand an zu zittern. Ich musste mich mit aller Kraft darauf konzentrieren, die Karte an das Lesegerät zu halten.

Bis wir zu Hause waren, hatte das Zittern meinen ganzen Körper erfasst. Das war kein einfacher Schüttelfrost. Das war ernst, das spürte ich. Mir war klar, ich musste dringend ins Krankenhaus.

Meine größte Angst: dass ich innerlich verblutete. Ich war zwar erst vor Kurzem bei einer Kontrolle gewesen wegen der Ösophagusvarizen. Aber was, wenn der Arzt etwas übersehen hatte? Wenn sich in der Zwischenzeit neue gebildet hatten, die jetzt geplatzt waren?

Dann lief mir die Zeit davon!

Geplatzte Krampfadern können zu einem erheblichen Blutverlust führen. Binnen weniger Minuten würde ich in einen Schockzustand geraten, und dann könnte es übel ausgehen. Dieses Zittern, war das schon der drohende Schock?

Tausend Dinge gingen mir durch den Kopf, während wir auf den Krankenwagen warteten. Denise, die Kinder. Das Zittern verstärkte sich, ich konnte mich kaum noch auf den Beinen halten. Endlich fuhr der Krankenwagen vor. Ich informierte die Sanitäter, wo das Problem lag, und bat sie, mich nach

Essen zu bringen und dort schon mal anzurufen. In der Uniklinik kannte man meine Vorgeschichte.
Der Sanitäter suchte nach einer Vene, um eine Kochsalzinfusion anzuhängen. Er fand keine, legte mir den Zugang in die Hand, was gemein wehtat. Aber Jammern brachte jetzt nichts, das brachte eigentlich nie etwas.

Zehn Minuten später erreichten wir die Klinik. Im nächsten Moment erbrach ich mich. Kein Blut, dachte ich noch, da wurde ich auf einer Trage in die Notaufnahme geschoben und auf eine Untersuchungsliege verfrachtet. Jemand befestigte Elektroden an meinem Körper für ein EKG. Blut wurde abgenommen und sofort ins Labor gebracht. Minuten später wurde ich ins CT geschoben. Irgendwelche Medikamente hatte ich auch bekommen und das Zittern legte sich. Ansonsten wären die Bilder wohl ziemlich verwackelt gewesen.
Nichts deutete auf eine innere Blutung hin, das war die gute Nachricht. Leider die einzige an diesem Tag. Meine Blutwerte zeigten, dass die Leber gereizt war. Ein Arzt machte einen Ultraschall, zog die Stirn in Falten und murmelte vor sich hin.
„Wir machen noch ein CT mit Kontrastmittel", meinte er dann. Also ging es zurück in die Röhre, mir blieb noch nicht mal Zeit, Denise Bescheid zu geben, dass es mir etwas besser ging.
Der Arzt kehrte zurück und zog eine Kollegin hinzu. Irgendwann scharten sich sieben Ärztinnen und Ärzte um mich. Die Stethoskope in der Hand, horchten sie meinen Bauch ab. Es mutete seltsam an, all die moderne Technik um mich herum, der Ultraschall mit seinem hochauflösenden Bildschirm, das CT, das MRT, lauter Geräte, die an einen Science-Fiction-Film der 1960er-Jahre erinnerten. Doch die Ärzte standen ratlos um mich herum mit ihren Instrumenten, die im 19. Jahrhundert erfunden worden wa-

ren. Schließlich ergriff einer der Oberärzte das Wort.
„Wir können keine Darmgeräusche feststellen“, erklärte er. „Wir werden jetzt die Befunde im Gremium besprechen und entscheiden, wie wir am besten vorgehen.“ Mit einem Nicken verließ er das Zimmer, gefolgt von den anderen sechs Ärztinnen und Ärzten.
Mein Darm? Ich wusste wirklich nicht, was ich davon halten sollte. Erst mal hieß es warten.

Die Zeit zog sich dahin, zwischendurch war ich mir nicht sicher, ob sie mich nicht vergessen hatten in dem Behandlungsraum. Ich streckte die Hand aus, um nach meinem Telefon zu suchen. Ein Fehler, der Zugang tat wirklich weh. Doch ich musste dringend Denise schreiben, sicher war sie in heller Aufregung. Wegen Corona hätte sie nicht mit ins Krankenhaus gedurft, die Regeln waren streng. Und überhaupt waren ja die Kinder zu Hause.
Mein Blick fiel auf das Display, auf dem sich ihre Nachrichten stapelten.

Denise:

Wie geht es dir?

Wie läuft es?

Ist alles in Ordnung?

Ich rufe jetzt in der Klinik an.

Hendrik?

...

Hendrik:

Ich habe irgendein Medikament bekommen, das haut mich voll um. Aber es geht mir besser.

Was passiert jetzt?

Gar nichts, ich warte schon ne ganze Weile.

Weil du ja zum Glück kein Notfall bist ...

😁 Genau.

Ich liebe dich so sehr! Ich habe solche Angst, dich zu verlieren!

Mir geht es wirklich schon besser. Die haben bis eben alles an Untersuchungen gemacht. Bestimmt wissen sie bald mehr.

Ich vermisse dich so sehr.

Bevor ich Denise weiter beruhigen konnte, öffnete sich die Tür, und das Ärztegremium trat ein. Endlich!
Noch einmal wurde mein Bauch abgehört. Dann erklärte der Oberarzt: „Wir gehen davon aus, dass Sie einen Darminfarkt haben. Ihr Darm weist

keinerlei Peristaltik auf. Was bedeutet, dass er sich im Absterben befindet."
Das klang gar nicht gut!
„Wir müssen eine explorative Laparotomie durchführen, um einen Blick auf Ihre Organe werfen zu können. Der Eingriff ist nicht ohne Risiko, weil Sie eine schlechte Blutgerinnung haben. Aber uns bleibt keine andere Möglichkeit. Wenn der Darm abstirbt, müssen wir ihn chirurgisch entfernen, und zwar schnellstmöglich."
Es war nicht das, was ich hatte hören wollen. Ich fühlte mich doch besser ... Offenbar war das eine Illusion.
Das Problem mit der Blutgerinnung kannte ich bereits. Überhaupt hatte ich schlechte Blutwerte, das lag höchstwahrscheinlich an meiner Milz. Sie war um ein Vielfaches größer als ein normales Organ.
Eine gesunde Milz filtert das Blut, dient als Blutspeicher, übernimmt Immunfunktionen und ist beim Abbau von Blutbestandteilen beteiligt. Durch die Vernarbung meiner Leber und den damit erhöhten Druck in der Pfortader versuchte meine Milz offenbar, mehr Blut aufzunehmen, um den Blutfluss auszugleichen. Eigentlich war das eine faszinierende Sache, zeigte es doch, wie einfallsreich der Körper reagiert, wenn eines der lebenswichtigen Organe nicht richtig funktioniert. Das Ganze brachte jedoch auch Nachteile mit sich. Weil mein Knochenmark sich ja als völlig gesund erwiesen hatte, vermuteten die Ärzte, dass im Milzgewebe vermehrt Blutplättchen abgelagert wurden, die für die Blutgerinnung eine erhebliche Rolle spielen.
Zur OP-Vorbereitung wurden mir über eine Infusion Gerinnungsfaktoren zugeführt. Die Werte besserten sich nicht wesentlich, was kein Wunder war, wenn meine Milz sie herausfilterte. Ich konnte bloß hoffen, dass ich nicht auf dem Tisch verblutete.
Während die Infusion lief, trat eine junge Ärztin zu mir, um mich über die OP und ihre Risiken zu informieren. Sie erklärte mir, dass der Chirurg einen

Schnitt vom Brustbein abwärts setzen würden, um den Bauchraum zu eröffnen. Anschließend würden die Organe einzeln herausgenommen und untersucht werden. Der abgestorbene Teil des Darms würde chirurgisch entfernt werden.

„Die CT-Bilder allein sind leider nicht aufschlussreich. Das Kontrastmittel hat sich nicht so verteilt, wie wir erwartet hatten. Das liegt an dem gestörten Blutfluss infolge der Leberzirrhose und natürlich an der großen Milz, die darüber hinaus auch Teile des Darms verdeckt. Eine diagnostische Laparotomie ist der Eingriff der Wahl."

„Gut, und das heißt, wenn der Darm tatsächlich abstirbt, entfernen Sie den Teil?", vergewisserte ich mich.

Sie nickte. „Genau. Je nachdem, wie groß dieser Darmabschnitt ist, könnte es passieren, dass Sie einen künstlichen Darmausgang benötigen. Wenn das der Fall sein sollte, könnte ein solcher Ausgang nach einer gewissen Zeit unter Umständen wieder zurückverlegt werden."

Ein künstlicher Ausgang ... Sie muss mich ja über mögliche negative Folgen der OP aufklären, dachte ich. Aber da waren einige „Könnte" im Satz gewesen, sicher war das also nicht. Andererseits lag es im Bereich des Möglichen. Ich musste mit Denise sprechen.

Doch die Ärztin war noch nicht fertig. „Die Operation stellt auch für Ihre Leber eine Belastung dar."

Noch so eine Sache, die mir gar nicht gefiel. Wie es aussah, würde ich meine Zelte hier nicht so schnell abbrechen können.

Kaum ließ mich die Ärztin allein, rief ich Denise an. Ich erzählte ihr von der Möglichkeit eines künstlichen Ausgangs.

„Besser, wir bereiten uns innerlich darauf vor", sagte ich.

„Dann lerne ich, den Beutel zu wechseln", sagte sie ganz pragmatisch.

Ihre Reaktion überraschte mich nicht. Denn so war sie, so ist sie. Die beste

Partnerin, die ich mir nur wünschen kann. Der Mensch in meinem Leben, auf den ich mich immer, in jeder noch so vertrackten Situation meines Lebens verlassen kann.
An diesem Tag waren wir uns einig: Was immer auf uns zukam, wir würden es gemeinsam meistern. Was zählte, war, dass ich überlebte.

Natürlich rotierten die Gedanken in meinem Kopf. Einen Teil meines Darms zu verlieren, war ein großer Einschnitt, das brauchte ich nicht schönzureden. Meine Lebensqualität würde eingeschränkt sein, mein Fitnessprogramm und die Ernährung – Themen, die mich nach meiner Familie am meisten interessierten – würden sich massiv verändern. Aber so ist das Leben: Einschneidende Veränderungen können in jedem Moment passieren, dann ist nichts mehr, wie es war. Man hat einen Unfall und sitzt vielleicht im Rollstuhl. Oder man hat halt einen künstlichen Darmausgang. Damit kann man umgehen lernen, auch wenn es hart ist und ganz gewiss nicht so, wie man sich das Leben vorgestellt hat.

Meine Gedanken wanderten zu Carlie. Die gemeinsame Zeit mit ihr war so kurz gewesen. Ich wollte Erinnerungen für sie erschaffen, für all meine Kinder. Das war die Hauptsache: diese OP hinter mich zu bringen, schnell wieder zu Kräften zu kommen und weiter für alle da zu sein.
Und vielleicht, ganz vielleicht, würde ja alles viel besser laufen als gedacht. Vielleicht würde ich doch keinen künstlichen Ausgang brauchen.
Keine dreißig Minuten später schaute der Chefchirurg vorbei und machte mir diese kleine Hoffnung zunichte.
„Wenn ich von den CT-Bildern und Ihren Blutwerten ausgehe, werden wir ganz sicher einen künstlichen Ausgang legen müssen", sagte er.
Diesmal schrieb ich Denise.

Hendrik:

Vor einer Minute war der Chefchirurg hier. Der Darmausgang ist wohl sehr wahrscheinlich. Bekomme noch das volle Programm an Gerinnungsmitteln. Dann geht es los.

Denise:

Was ist wahrscheinlich? Der Beutel?

Ja. Ich werde eine Weile im Krankenhaus bleiben müssen. Sie wollen sichergehen, dass sich die Leber von der OP erholt.

Was hat denn die Leber damit zu tun?

Jeder Eingriff an den Organen geht auch immer auf die Leber. Habe gerade mein OP-Hemd bekommen. Morgen bringen sie mir mein Handy auf die Intensivstation. Sie rufen dich aber auf jeden Fall an.

Denk an dich ❤️

Geht jetzt los.

Bald hast du mich wieder an der Backe.

Freue mich so sehr darauf ❤️❤️❤️❤️

Let's go!

DENISE

Am Abend, nachdem alle Freunde gegangen waren, die mich während Hendriks OP unterstützt hatten, suchte ich mir Videos über Stomabeutel raus und sah sie an. Ich wollte alles darüber wissen. Wie man sie verlegt, wie oft man das tut. Was dabei wichtig ist. Welche Sorten es gibt.

Das Thema ängstigte mich nicht. Was mich ängstigte, war der Gedanke, ohne Hendrik zu sein. Alles, was dort im OP passierte, entzog sich vollkommen meiner Kontrolle. Ich konnte nur warten. Und Videos schauen, zwanghaft fast. Sie gaben mir das Gefühl, mir ein Stück Kontrolle zurückzuholen. Etwas Sinnvolles zu tun, mich vorzubereiten. Wenn Hendrik überlebte.

Später, während ich meine Kreise auf dem Badteppich zog und die Panik in meinen Nacken kroch, war Randa die Einzige, mit der ich sprechen konnte. Mitternacht war längst vorbei und noch immer war sie für mich erreichbar. Sie spürte die Angst hinter meinen Worten, erinnerte mich immer wieder daran, wie stark Hendrik war und dass er alle Kraft der Welt aufbringen würde, um bei mir und den Kindern zu bleiben. Der Klang ihrer Stimme beruhigte mich.

Ich weinte noch viel in dieser Nacht. Doch es gab Menschen wie Randa, die mich verstanden und für mich da waren. Und so erlebte ich, wie inmitten von Tränen und Angst unsere Nähe wuchs. Randa war längst nicht mehr nur meine beste Freundin, sie war Familie. Und Familie bedeutet mir alles.

HENDRIK

Es dauerte, bis ich nach der langen Narkose wieder zu mir kam. Das erste Aufwachen war der reinste Horror, denn ich war noch intubiert. Stunden später, als ich erneut wach wurde, war der Tubus entfernt worden. An meinem Bauch war nur die lange Narbe von der Laparotomie, kein künstlicher Ausgang. Zu sagen, dass ich heilfroh darüber war, wäre untertrieben. Es war ja nicht nur der Beutel. Es war die Einschränkung im täglichen Leben, beim Spielen mit den Kindern, beim Essen, beim Sport.

Durch die starken Medikamente spürte ich kaum Schmerzen, solange ich ruhig dalag. Was eher störte, war, dass ich so schlecht sah. Alles verschwamm vor meinen Augen, ich hatte Mühe, Denise Nachrichten auf dem Display zu entziffern. Es waren wohl die Nachwirkungen der Narkose und die Nebenwirkungen der Medikamente, die sich auf mein Sehvermögen auswirkten. Aber das würde sich bestimmt wieder bessern.

Bei der Visite erzählte der Arzt, dass die OP eine knappe Geschichte gewesen war. Ich hatte nicht die geringste Erinnerung daran, keinerlei Ängste, keine Albträume. Es war surreal, fast so, als wäre nicht ich, sondern jemand anders fast auf dem OP-Tisch gestorben.

Der Arzt sprach auch über die OP selbst. Die riesige Milz hatte anscheinend nicht nur das CT-Bild sabotiert, sondern auch meinen Darm beim Abhorchen verdeckt, sodass keine Geräusche hörbar gewesen waren. Im Grunde war der Darminfarkt eine Fehldiagnose gewesen. Dennoch hätten die Ärzte nicht anders reagieren können. Ein Darminfarkt bedeutete Lebensgefahr. Nur ein Drittel der Patienten überlebt, und das auch nur dann, wenn in den ersten Stunden operiert wird.

Dennoch, meine Leber hatte einen ziemlichen Schlag abbekommen und war in ihren Funktionen stark eingeschränkt. Es lief auf eine Transplantation hinaus: jedoch nicht erst in zehn Jahren, sondern bald. Sehr bald, wenn ich Glück hatte.

Das war eine Menge an Informationen, und sie klangen gar nicht gut. Mir war klar, ich konnte hier nicht liegen und abwarten, sondern musste mir mein Leben zurückholen. Stephan, der Pfleger auf der Intensivstation, war etwa gleichaltrig, ein gut gelaunter Bär von einem Mann, der gern Späßchen machte und für Unterhaltung sorgte. Er half mir, mich zu mobilisieren. Das erste Ziel war, zu sitzen. Ich versuchte mich aufzurichten, indem ich mich seitlich aufstemmte. Leicht war das nicht. Irgendwann wurde ich schlauer und fuhr das Bett so weit hoch, dass ich fast schon saß. Dann robbte ich bis dicht an den Rand, verteilte mein Gewicht auf die Arme und schob die Beine langsam in Richtung Boden, sodass ich auf der Bettkante zum Sitzen kam. Mehr ging erst mal nicht, der Raum drehte sich um mich, mir wurde übel, und ich schloss schnell die Augen.

Das Sitzen brachte mir schon mal einen großen Bonus ein: Jetzt war ich in der Lage, mich zu waschen. Stephan brachte mir eine Schüssel Wasser, einen Waschlappen und eine Zahnbürste. „Guck mal, was du alleine schaffst, und beim Rest helf ich dir“, meinte er.

Der nasse Waschlappen war eine Wohltat, ich fühlte mich langsam wieder wie ein normaler Mensch. Wobei normal relativ war, so verkabelt, wie ich war. An meinem Hals hing ein Zentralkatheter mit gefühlt hundert bunten Schläuchen; die Kinder hätte ihre helle Freunde daran gehabt.

Der Arzt hatte mir prophezeit, dass es mir in den nächsten Tagen schlechter gehen würde. Und genauso kam es dann auch. Ich hatte keinen Appetit, musste mich zwingen, auch nur einen Bissen herunterzubekommen. Mehr ging nicht.

Die Leber war überfordert, verbrauchte mehr Energie als ein gesundes Organ, verlor jedoch nach und nach ihre Funktionen. Das betraf auch die

Eiweißsynthese, ein Proteinmangel war die Folge. Und weil ich nicht ausreichend Nährstoffe zu mir nehmen konnte, baute ich Muskelmasse ab. Alles geriet durcheinander. Der Körper musste sich irgendwoher nehmen, was er brauchte. Ich verlor schnell extrem viel Gewicht. Mein Körper zehrte sich quasi von innen auf.

Als ich es das allererste Mal schaffte, eigenständig ins Bad zu gehen, war ich stolz auf mich. Bis ich mich im Spiegel sah. Das war ein Schock. Meine Haut war fahl, die Schädelknochen traten hervor, meine Augen lagen tief in dunklen Höhlen und wirkten riesig. Dann war da die Narbe, die sich über meinen Bauch zog.

Was würde Denise sagen?

Ich schrieb ihr:

Hendrik:

Ich bin so dankbar, dass ich mich auf dich verlassen kann, egal, was passiert!!! Aber du kannst dir auch sicher sein, dass ich immer für dich da bin.

Denise:

Ich würde ALLES für dich tun.

Es war ein ziemlicher Kraftakt, doch ich wollte unbedingt wieder mobiler werden. Mit dem Physiotherapeuten steuerte ich den Gang an. Nach der Hälfte der Strecke meinte er, es sei genug, doch ich widersprach: „Ich tu das für meine Frau, ich muss wieder fit werden." Tatsächlich schaffte ich es bis zum Ende des Gangs. Am Tag darauf nahm ich die ersten Treppenstufen. Es lief so gut, dass ich nach vier Tagen von der Intensiv- auf die Vorintensivstation verlegt werden konnte. Dort kam ich in ein Doppelzimmer. Im

anderen Bett lag ein kleiner Mann mit Kugelbauch, Horst. Er war sozusagen schon Profi: Er hatte eine Kühltasche neben dem Bett stehen, in der er Wurst und Joghurt bunkerte.
Es tat gut, sich etwas ablenken zu können, Horst war ein angenehmer Zimmergenosse. Es sind ganz spezielle Seilschaften, die sich in Krankenzimmern bilden. Man teilt schwere und zugleich sehr private Momente, wird Zeuge, wie der andere sich langsam zurück ins Leben kämpft. Man feuert einander an und lobt sich für jeden noch so kleinen Fortschritt.
Denise schickte ich hin und wieder ein Foto von mir. Es waren Aufnahmen, für die ich bewusst den besten Winkel aussuchte, damit sie nicht erschrak. Dann hieß es, dass sie vorbeikommen durfte. Wir würden uns wegen Corona in einem eigens eingerichteten Wartebereich vor den Aufzügen treffen.
Meine Gedanken fuhren Karussell. Ich freute mich auf sie, aber mir war auch mulmig zumute. Ich musste dringend aufhören mit den geschönten Fotos und sie ein Stück weit auf die Realität vorbereiten. Eine Woche nach der OP hatte ich extrem an Gewicht verloren, ich konnte meiner Muskulatur quasi dabei zusehen, wie sie immer weniger wurde. Die Knochen waren spitz, und der ganze Körper zeigte deutlich, wie krank ich war. Das Problem: Ich bekam noch immer nichts herunter. Mal einen gut und lange gekauten Bissen, aber der reichte natürlich nicht, um dem gesteigerten Energieverbrauch gerecht zu werden. Je näher der Besuch rückte, desto klarer war, dass ich Denise auf meinen Anblick vorbereiten musste. Ich schrieb ihr, dass ich ein paar Kilo verloren hätte.
„Was sind schon ein paar Kilo gegen ein Leben mit dir“, schrieb sie zurück.
„Ich sehe noch nicht wieder fit aus“, versuchte ich es erneut.
„Für mich bist du der schönste Mann der Welt. Innerlich und äußerlich.“
Ich musste es wohl darauf ankommen lassen.
Dann war es so weit.

Einigermaßen stolz lief ich ganz allein bis zum Aufzug. Ich war erschöpft, aber ich hielt mich aufrecht. Endlich öffnete sich die Tür. Denise. Ich sah sie an und konnte nicht anders, als über das ganze Gesicht zu strahlen. Sie sah mich an – und in ihren Augen stand pures Entsetzen. Sie fing an zu weinen.
„Hey", sagte ich betroffen. „Das wird schon wieder."
Doch Denise schüttelte den Kopf, sie sah aus, als würde sie am liebsten gar nicht aus dem Aufzug aussteigen.
Ich bemühte mich, die ganze Zeit zu lächeln, zu strahlen, positive Vibes auszusenden.
„Hey, guck mal, mir geht es doch gut", setzte ich an.
„Gut?" Sie schüttelte ungläubig den Kopf.
„Ich weiß, ich sehe schlimm aus, aber das kriegen wir wieder hin. Mir geht es jeden Tag etwas besser, das dauert einfach noch ein bisschen ... aber das wird, ganz bestimmt", redete ich auf sie ein, um sie zu beruhigen. Inzwischen war sie doch aus dem Aufzug ausgestiegen, und wir saßen zusammen auf einer der Bänke. Wegen Corona mussten wir Abstand halten, doch schließlich konnte ich nicht anders und rückte ein kleines Stück näher. Meine Hand fand ihre und drückte sie, um ihr Kraft zu geben.

DENISE

Ich starrte wie paralysiert auf Hendriks Hand. Die Haut war so durchscheinend, die Knochen so spitz, ich musste an die Hand meiner Oma denken. Kurz bevor sie gestorben war. Schnell sah ich weg. Guckte wieder hin. Die gleichen Hände. Ich schloss die Augen, die Berührung war fast nicht auszuhalten. Weil sie mir vor Augen führte, wie krank er war. Versuchte er etwa gerade, meine Hand zu drücken? Er hatte ja kaum noch Kraft!

Das Schlimmste war: Als er die Hand wieder wegzog, spürte ich einen Funken Erleichterung. Im nächsten Moment schon verging das Gefühl, und ich vermisste seine Berührung, vermisste seine Haut dicht an meiner.

HENDRIK

Das ist ja mal so was von schiefgegangen, dachte ich, als Denise wieder im Aufzug verschwand.

Wenn überhaupt möglich, dann hatte sie noch mehr Angst als zuvor.

Die Panik in ihren Augen war schlimm gewesen. Für mich war sie viel schlimmer als das, was ich selbst in den vergangenen Tagen hier durchgemacht hatte. Ich musste wirklich alles tun, um wieder fit zu werden. Mich noch mehr anstrengen, essen, vor allem essen. Ich hatte Denise ein Versprechen gegeben, und das musste ich halten. Und auch wenn alles danach aussah und ich wirklich massiv abgebaut hatte, war ich mir sicher: Ich würde nicht sterben! Nicht jetzt. Einmal, weil es nicht sein durfte. Und dann, weil ich daran glaubte, dass sich eine Leber finden würde. Noch war ich nicht für eine Transplantation gelistet. Aber es war tatsächlich nur noch eine Frage der Zeit.

Um die Transplantation zu überstehen, musste ich zu Kräften kommen. Also: essen.

Wenn mir das bloß nicht so schwergefallen wäre. Der Arzt hatte recht behalten, meine angegriffene Leber sorgte dafür, dass es mir noch schlechter ging. Die Appetitlosigkeit war das eine. Das andere war die Ansammlung von Flüssigkeit in meinem Bauchraum. Das lag an dem erhöhten Druck in den Blutgefäßen. Er sorgte dafür, dass Blutplasma austrat, auch Blutzellen, Elektrolyte. Proteine. Noch war es nicht dramatisch, doch weil ich so abge-

magert war, fiel es mir auf, als ich vor dem Spiegel stand. Es sah grotesk aus: der immer hagerer werdende Körper und dazu der wachsende Bauch, über den mittig die Narbe verlief.
Doch das war nur temporär, sagte ich mir. Ich würde das schaffen.

DENISE

Hendriks Anblick ließ mich nicht los. Ständig kreiste ein und derselbe Gedanke in meinem Kopf: So sehen Menschen aus, die sterben.
Ich wurde den Gedanken nicht los, ich wurde das Bild nicht los. Wie Hendrik da am Aufzug gestanden und auf mich gewartet hatte. So abgemagert, so ausgezehrt. Er hatte sich solche Mühe gemacht, mir Zuversicht zu geben. Hatte mich angestrahlt, mich zu beruhigen versucht und mir immer wieder versichert: Das wird!

Den Kindern erzählte ich, dass es ihrem Papa schon besser ginge und er bald wieder nach Hause käme. Sie wussten, dass er im Krankenhaus operiert worden war, denn es war ja klar, dass sie irgendwann die Narbe auf seinem Bauch entdecken würden. Ich sprach so positiv wie nur möglich darüber, denn ich wollte nicht, dass sie Angst vorm Krankenhaus bekamen. Natürlich vermissten sie ihn. Und sicher spürten sie auch, dass ich ihn vermisste.
Am schlimmsten war die Vorstellung, ihnen sagen zu müssen: Papa kommt nicht mehr, er ist tot. Der Gedanke war zersetzend, er packte mich jedes Mal wieder und trieb mir aufs Neue die Tränen in die Augen. Nachts war es am schlimmsten, da war ich nicht abgelenkt. Dann hielt ich die Sorge um ihn nicht mehr aus, brach in Tränen aus und weinte mein Kissen nass. Oder ich rief Randa an, sog die Wärme ihrer Stimme in mich auf.

Nachdem ich Hendrik gesehen hatte, konnte ich nicht anders, als ihr jede Einzelheit zu schildern. Die Haut, die so blass und durchsichtig war, dass man die Adern darunter sah. Der knochige Schädel. Die Ohren, die Zähne, die viel zu groß wirkten. Die Augen, die tief in den Höhlen lagen ...
„Das ist doch nur eine Momentaufnahme", unterbrach mich Randa. „Er hat eine schwere Operation hinter sich. Mit jedem Tag wird es ihm besser gehen. Das wird wieder."
„Das hat er auch gesagt", schluchzte ich. „Aber du hast ihn nicht gesehen."
„Es braucht Zeit. Er wird bestimmt wieder so aussehen wie früher ..."
„Aber es geht mir doch nicht ums Aussehen", erwiderte ich. „Randa, er besteht fast nur noch aus Haut und Knochen. Er stirbt!"
„Du kennst Hendrik. Er ist stark, er wird sich mit jedem Tag etwas mehr erholen. Und dann wird er auch wieder zunehmen."
Je mehr Randa mir versicherte, dass Hendrik es schaffen würde, desto mehr meldeten sich meine Zweifel zu Wort, als wollten sie sie vom Gegenteil überzeugen. Ich weinte, ich haderte, sagte immer wieder diesen einen Satz: „Randa, er stirbt."
Irgendwann reichte es ihr.
„Hier stirbt niemand! Er hat es dir versprochen, und wenn er es dir versprochen hat, dann hält er das auch. Du kennst ihn doch!"
Es war das erste und einzige Mal, dass sie zickte. Und es half. Es half mir, mich wieder auf Hendriks Versprechen zu konzentrieren: *Ich werde nicht sterben.* Und daran hielt ich mich fest.

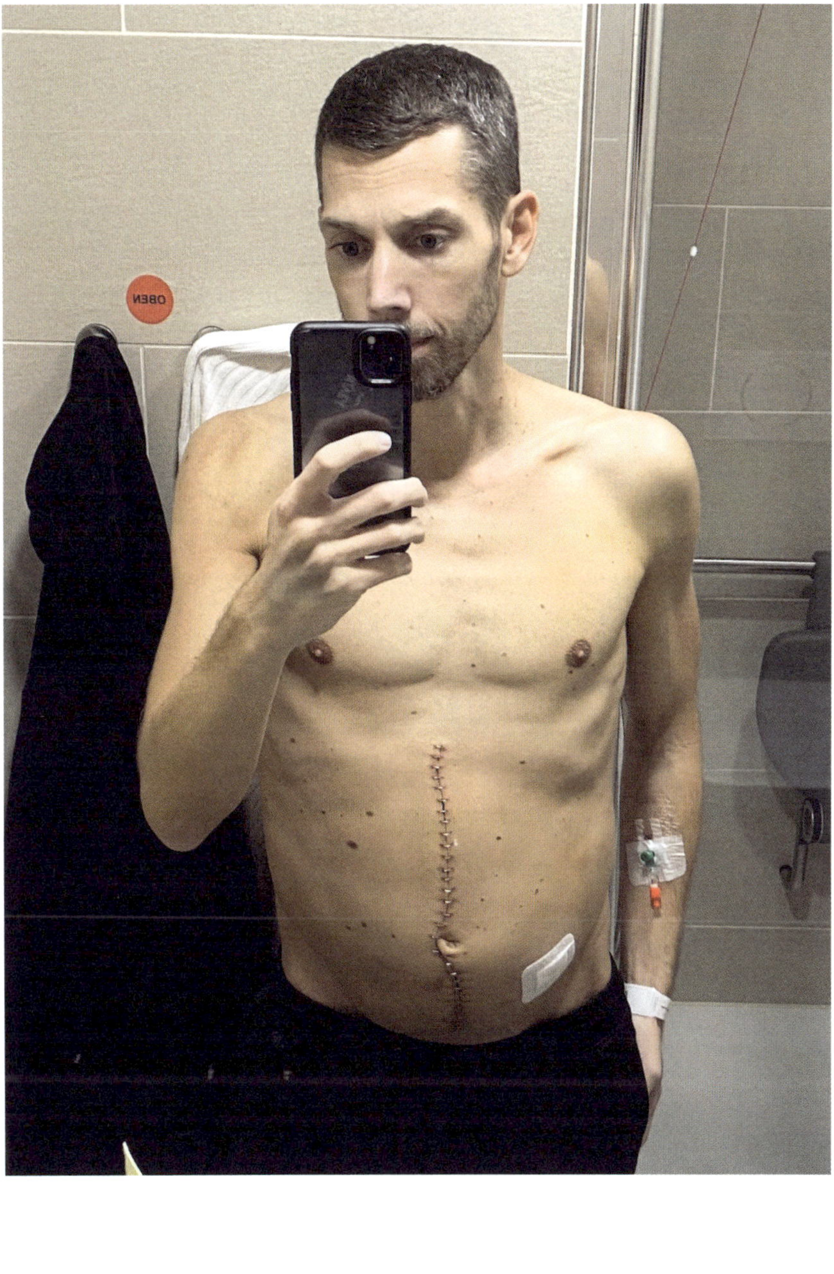

WARTEN …
UND HOFFEN

DENISE

Denise:

Du hast so recht mit allem. Was sind schon ein paar Kilos gegen ein Leben mit dir.

Du bist alles für mich!

Wie geht es dir heute?

Hendrik:

Mir geht es gut, ich habe ja dich gesehen ❤️❤️❤️

Wir schaffen das!

Und wie wir das tun, Schatz.

Auch wenn die Emotionen mich oft überwältigen, kann ich ziemlich pragmatisch sein. Nachdem ich gesehen hatte, in welchem Zustand Hendrik war, hatte ich vor allem ein Ziel vor Augen: Er sollte schnellstmöglich wieder zu Kräften kommen. Für mich als Außenstehende war kaum nachzuvollziehen, wie es möglich war, dass er so rapide abnahm. Es machte mir Angst, und gegen die Angst kochte ich an.

Hendrik hatte mir Fotos vom Stationsessen geschickt. Kein Wunder, dass er keinen Bissen runterbekommt, dachte ich. Hendrik und ich lieben essen. Also machte ich mich daran, seine Lieblingsgerichte zu kochen, und mogelte Kalorien darunter. Tag für Tag gab ich an der Krankenhauspforte ein extra Essenspaket für ihn ab; die Coronaregeln erlaubten keine spontanen Besuche auf Station.

Ihn mit Essen zu versorgen, gab mir das Gefühl, etwas tun zu können, statt passiv zuzugucken, wie mein Mann immer weniger wurde. Und er musste zunehmen! Wie sollte er eine Transplantation überstehen, wenn er dermaßen ausgezehrt war?

Manchmal, wenn ich in der Küche stand, kam es mir so vor, als hätte ich zwei Babys zu versorgen. Ich kontrollierte, dass Carlie genug von ihrem Fläschchen trank, und ich kontrollierte, dass Hendrik genug aß. Besser gesagt, ich versuchte es. Regelmäßig fragte ich ihn nach seinem Gewicht. Ich wollte sicher sein, dass es nicht weiter abwärtsging. Diese Sicherheit brauchte ich wie die Luft zum Atmen.

HENDRIK

Mir war klar, dass Denise es gut mit mir meinte. Doch ich bekam einfach nichts runter. Ich traute mich kaum, ihr das zu sagen. Ständig erbrach ich mich, hatte Bauchkrämpfe. Als sie dazu überging, mich nach meinem Gewicht zu fragen, wurde es besonders heikel. Denn ich nahm weiter ab. Wenn die Waage wieder ein Kilo weniger anzeigte, ahnte ich schon, wie sie reagieren würde: verzweifelt nämlich. Das war schwer aushalten. Also riss ich mich zusammen, nahm eine Gabel voll, kaute, zwang mich, hinunterzuschlucken – und kapitulierte dann doch. Vielleicht nicht gleich beim zweiten Bissen,

aber mehr als ein Drittel einer kleinen Mahlzeit schaffte ich trotz gutem Willen nicht. Da war so ein Widerwille in mir. So gern ich früher gegessen hatte, mit Appetit und Lust an besonderen Geschmäckern, jetzt ging gar nichts.
Am einfachsten war Flüssignahrung: hochkalorische Drinks in Plastikfläschchen, die so schmeckten, wie sie aussahen. Doch ich hatte viel Durst, und sie erfüllten ihren Zweck. Als ich Denise davon erzählte, fand ich jedes Mal frische Shakes in den Essenspakten, die der Pfleger mir brachte. Eines war sicher: Alleingelassen wurde ich hier nicht.
Doch mein Stoffwechsel lief auf Hochtouren. In dem Versuch, seine Funktionen aufrechtzuerhalten, verbrannte mein Körper Unmengen an Reserven. Fett hatte ich längst keines mehr, und was die Muskulatur anging, verschwand all das, was ich mir in vielen Jahren harten Trainings erarbeitet hatte, quasi vor meinen Augen. Hätte ich es zugelassen, dann hätte es mich erschüttert. Doch für solche Gefühle hatte ich keine Zeit, denn ich hatte ein Ziel vor Augen: die Lebertransplantation.

DENISE

Die Zeit, die Hendrik im Krankenhaus verbrachte, zog sich scheinbar endlos dahin. Mein Alltag bestand daraus, zu funktionieren, meinen Kindern eine gute Mama zu sein und ihnen kein schlechtes Gefühl zu geben, weil ihr Papa nicht zu Hause war. Jeden Tag fuhr ich mindestens einmal von Mülheim nach Essen, um Hendrik frische Wäsche und sein Essenspaket zu bringen. Dazwischen kochte ich, putzte, machte die Wäsche und spielte mit den Kindern. Lernen mussten wir auch, es war ja Corona, und Tylie und Josie hatten mal wieder keine Schule.

EIN MEDIZINISCHES **WUNDER**

Es hört sich so einfach an: Man entfernt die kranke Leber, wobei die wichtigen Blutgefäße und auch die Gallengänge abgetrennt werden, setzt das Spenderorgan ein, verbindet die Gefäße, stellt die Gallengänge wieder her – und verschließt den Bauchschnitt.

In Wahrheit ist die ***Operation ein kompliziertes Verfahren****, das in den vergangenen 60 Jahren entwickelt, korrigiert und immer weiter optimiert wurde.*

Es ist nicht die Kunst des Chirurgen allein, die zählt. Hinter Organtransplantationen steckt ein ganzer Forschungsapparat. Damit eine Transplantation überhaupt Erfolg haben kann, müssen als Erstes die Blutgruppen von Spendern und Empfängern übereinstimmen.

Die Entdeckung der verschiedenen Blutgruppen des Menschen fand zu Beginn des 20. Jahrhunderts statt.

Auch muss eine Gewebeverträglichkeit gewährleistet sein. Und dennoch ***stuft der Körper das neue Organ als Fremdkörper ein****. Um das Immunsystem daran zu hindern, dass es die Zellen der neuen Leber bekämpft und sie abstößt, werden sogenannte* ***Immunsuppressiva*** *verabreicht. Diese wurden in den 1950er-Jahren entwickelt und werden fortlaufend erforscht und durch neue, noch bessere Präparate ersetzt.*

Die erste erfolgreiche Lebertransplantation wurde 1967 in den USA durchgeführt.

In Deutschland war es der Chefarzt der Chirurgischen Universitätsklinik in Bonn, Professor Alfred Gütgemann, der 1969 zusammen mit dem südkoreanischen Chirurgen Tschong-Su Lie als Erster eine Lebertransplantation durchführte. Der Empfänger: ein dreißigjähriger Krebskranker, dessen Leber kurz davor stand, zu versagen. Ein vierzigköpfiges Team aus Ärzten und Schwestern, die an zahlreichen Versuchstieren ausgebildet worden waren, operierte über fünfeinhalb Stunden. Der Patient überlebte sieben Monate und damit weit länger als die meisten bisherigen Lebertransplantierten in anderen Ländern.

Inzwischen ist der ***Eingriff ein Routineverfahren*** *und die Prognose gut aufgrund* ***neuer Medikamente, die eine Abstoßung verhindern*** *sollen.*

Versagt die Leber, existiert derzeit noch kein medizinisches Verfahren, um den Körper am Leben zu erhalten, wie dies zum Beispiel bei Nierenversagen mittels Dialyse der Fall ist. Da es zu wenige Organspenden gibt, sterben immer noch Menschen, die bereits auf der Warteliste stehen und dringend ein neues Organ zum Überleben brauchen.

Auf Instagram versuchte ich, ganz normal zu funktionieren und weiterzuarbeiten. Unsere Follower wunderten sich, wo Hendrik denn steckte, nachdem er nicht in meinen Stories auftauchte. Einige dachten schon, wir hätten uns getrennt. Noch immer hatten wir seine Krankheit nicht öffentlich gemacht; Hendrik würde entscheiden, ob und, wenn ja, wann er das wollte. Instagram gab mir ein Stück Normalität zurück, erinnerte mich an all die Dinge, die wichtig gewesen waren, bevor Hendrik notoperiert worden war. Die Ablenkung tat so gut, denn ich war so durchzogen von Ängsten, und wenn ich mich wenigstens für ein paar Minuten auf etwas anderes konzentrieren konnte, so riss mich das aus diesem Strudel, in dem ich feststeckte. Es holte mich auch aus den negativen Gedanken, die mich immer tiefer herunterzogen.

Natürlich fragte ich mich oder wen auch immer, warum das passieren musste. Warum Hendrik so krank werden, so leiden musste. Warum es ausgerechnet unsere Familie traf. Fragen, die geradewegs in eine Sackgasse führten.

Also suchte ich die Schuld bei mir, stellte infrage, ob ich überhaupt eine gute Ehefrau war, überlegte, was ich alles ändern würde, wenn er endlich wieder nach Hause käme, sagte mir, dass ich verständnisvoller werden müsste, mich nicht über Kleinigkeiten aufregen sollte ... Vielleicht war ich es ja, die all diesen Mist magisch anzog? Vor allem aber: Warum schenkte man mir so eine tolle Familie, so einen wunderbaren Mann, nur um ihn mir und den Kindern dann wieder wegzunehmen?

Es waren zersetzende Gedanken. Und natürlich gab es keine Antworten auf all meine Fragen nach dem Warum. Dennoch haderte ich. Irgendwann begriff ich, dass hadern nicht das Geringste brachte. Damit einher ging ein massives Gefühl von Machtlosigkeit. Ein Gefühl, das vermutlich alle Menschen kennen, die einen Schicksalsschlag erfahren.

* * *

Kinder sind unglaublich sensibel; wie Seismografen nehmen sie die Stimmungen ihrer Umgebung wahr. Tylie, die zu diesem Zeitpunkt fünfzehn war, spürte *alles.* Ihr war klar, dass ihr Vater in Lebensgefahr schwebte, und sie fühlte, wie es mir damit ging. Sie war eine unglaubliche Unterstützung, passte ganz selbstverständlich auf ihre kleinen Geschwister auf, wenn ich Hendriks Tasche packte und schnell zum Krankenhaus fuhr, und war mir auch in so vielen anderen Bereichen eine Riesenhilfe. Abends, wenn ihre jüngeren Geschwister schliefen, kochten wir beide uns etwas Leckeres, setzten uns zusammen auf die Couch und schauten Filme. Oft bestellten wir auch einfach nur eine Pizza. Dieses kleine Ritual fing mich mental auf, und ich werde ihr mein Leben lang dankbar sein für diese Zeit.
Ich hatte Tylie so jung bekommen, auf einer Ebene waren wir Freundinnen. Doch sie war auch mein Kind und Hendrik ihr Vater. Ich wusste, das durfte ich nicht vergessen. Denn Kinder haben ein immenses Bedürfnis nach Sicherheit. Besonders dann, wenn ein Elternteil so krank wird.
Die Nächte waren am schlimmsten, ich schlief kaum noch. Carlie wachte ständig auf und hatte Hunger, und Matheo begann damals zu schlafwandeln. Wenn ich ihn zurück ins Bett gebracht hatte, stand ich oft am Fenster und blickte hinaus in die Dunkelheit. Es war surreal, was sich draußen mitten in der Nacht abspielte. Verwirrte Menschen liefen über die Straße, wen und was sie wohl suchten? Wenn der Morgen dämmerte, sah ich einen riesigen Hasen über die nahe Wiese hoppeln. Manchmal streifte auch ein Fuchs umher. Ich filmte ihn und schickte Hendrik die Videos.
Ich vermisste ihn so, dass es körperlich wehtat. Er konnte auch nicht schlafen, hatte starke Rückenschmerzen, Übelkeit, Krämpfe. Dabei wurde es doch Zeit, dass er endlich, ENDLICH wieder nach Hause kam.

HENDRIK

Ende Oktober, als ich aus der Klinik entlassen wurde, war ich insgeheim ziemlich nervös, wie die Kinder reagieren würden, wenn sie mich sähen. In den Jahren zuvor hatten Denise und ich meinen Zustand noch verschleiern können, wir hatten ihnen keine unnötigen Sorgen bereiten wollen. Das ging nun nicht mehr, denn ich sah extrem verändert aus. Und ich war auch viel zu schwach, um all die Papa-Dinge mit ihnen zu machen, die sie so liebten: Fangen spielen, sie Huckepack nehmen, in die Luft werfen und auffangen, immer wieder.

Denise hatte die Kinder darauf vorbereitet, dass ich noch krank war, und tatsächlich merkte ich ihnen nichts an, als wir uns endlich wiedersahen. Ich war unglaublich froh, sie alle wieder im Arm halten zu können.

Der Schreckmoment kam, als Carlie aufwachte, mich sah und ganz furchtbar weinte. Sie erkannte mich ganz offensichtlich nicht wieder, ihr Papa war ihr fremd geworden. Nach all den intensiven Wochen, die wir gemeinsam verbracht hatten, was das ein ziemlicher Schlag.

Ich musste Geduld haben, alle mussten Geduld haben. Wegen meiner Schmerzen im Rücken und im Bereich der Leber lag ich am liebsten auf dem Boden. Die Kinder waren es gewohnt, auf mir herumzuklettern, das ging jetzt nicht mehr. Wenn wir zusammen aßen, mogelte Denise Fett in mein Essen, damit ich bloß nicht weiter abnahm. Den Milchreis kochte sie mit Sahne, hier gab es ein bisschen extra Nutella, dort einen frischen Shake. Doch egal, was ich hinunterzwang, mir wurde übel, ich schaffte es gerade noch ins Bad, um alles wieder zu erbrechen. Die Kinder sahen mich anfangs mit großen Augen an und erschraken. Irgendwann gewöhnten sie sich dran. „Papa muss sich wieder übergeben“, hieß es dann bloß. Und wie selbstverständlich sie diese neue Normalität hinnahmen, erschrak Denise und mich noch viel mehr.

Es war seltsam. Ich war so froh, zu Hause zu sein, doch in meiner gewohnten Umgebung wurde mir überhaupt erst bewusst, wie krank ich war. All die gewohnten Dinge, die ich sonst tat, fielen mir schwer oder gingen gar nicht. Und ich fühlte mich schlecht, richtig, richtig schlecht. Mein Bauch wurde immer dicker, ich hatte einen Aszites, eine Bauchwassersucht. Das Wasser drückte gegen mein Zwerchfell, ich bekam kaum Luft. Stufen schaffte ich kaum noch, und ich wurde immer schwächer.
Jeden Morgen stellte ich mich auf die Waage. Es war schwierig einzuschätzen, ob Denise Versuche, mich irgendwie aufzupäppeln, überhaupt Erfolg hatten oder es sich um Bauchwasser handelte, das das Gewicht nach oben trieb. Spezielle Waagen, die das Körperwasser anzeigen sollten, erwiesen sich als Fehlinvestition. Also kaufte ich ein einfaches Zentimetermaß aus dem Nähgeschäft und startete bei einem Umfang von hundert. Ein Witz, so dürr, wie ich war. Zeigte die Waage mehr an, und mein Bauch war wieder größer geworden, wussten wir, dass ich keine Muskelmasse zugelegt hatte, kein Fett. Ich fragte mich, wie das weitergehen sollte. Mit dem Bauch, mit mir.

Mitte November sollten sämtliche Untersuchungen durchgeführt werden, um mich für eine Transplantation zu listen. Drei Tage vorher konnte ich einfach nicht mehr, ich wies mich selbst ein. Zwei Gedanken kämpften in meinem Kopf um die Vorherrschaft: War es gut, dass es mir schlecht ging, konnte ich dadurch auf der Liste ein Stück nach oben wandern? Oder war ich zu krank und zu schwach, um eine Transplantation zu überleben, sodass die Ärzte ein dermaßen wertvolles Organ nicht an mich vergeuden würden? Erneut ließ ich Denise allein, die Kinder, auch Carlie, die sich langsam wieder an mich gewöhnt hatte. Ich musste mir kleinere Ziele stecken. Das nächste war die Listung, die musste ich schaffen. Es gab keine Alternative.

Denise:

*Ich mache dir gerade deine Tasche fertig.
Was brauchst du fürs Krankenhaus?*

Hendrik:

Nagelschere, Handtuch, Duschgel, Rasierer, Haargel, Körperlotion, Gesichtscreme, AirPods, einen USB-Ladestecker, Unterhosen, Socken, kurze Sporthosen und die Shirts mit dem Kragen.

…

Willst du denn nie mehr heim?

Und ob ich wieder nach Hause wollte! Ich sehnte mich nach Denise, den Kindern und auch nach Normalität. Es gibt eine Sehnsucht, die schön ist, ein Ziehen im Herzen. Als junger Mann hatte ich das gespürt in Form von Fernweh. Dann, als ich Denise kennengelernt und dem nächsten Date entgegengefiebert hatte. Jetzt war es anders, jetzt tat es weh, denn in der Sehnsucht schwang der Verlust mit.

Ich drängte den Schmerz weg, der mit der Frage einherging, ob ich überhaupt wieder nach Hause käme. Es musste sein, also würde es auch so sein. Überhaupt war der physische Schmerz phasenweise so groß, dass er mich und alles andere in meinem Leben verschlang. Mein Bauch wurde regelmäßig punktiert, das schaffte Erleichterung, wenn das Wasser literweise abgezogen wurde und ich wieder durchatmen konnte. Ich bekam Bluttransfusionen, meine Schmerzmedikation wurde neu eingestellt. Dann endlich konnten die Untersuchungen für die Listung beginnen.

Ich selbst hatte mich schon als Jugendlicher dafür entschieden, meine Organe zu spenden, und trug den Ausweis seit meinem 16. Lebensjahr bei mir. Nun bekam ich quasi aus erster Hand einen Einblick in das zugrunde liegende System. Anhand festgelegter Untersuchungsschemata sollte sichergestellt werden, dass ich einerseits auf ein neues Organ angewiesen war und andererseits körperlich, aber auch psychisch und sozial in der Lage wäre, die Belastung einer Transplantation durchzustehen und anschließend lebenslang Medikamente gegen eine mögliche Abstoßung zu nehmen. Auch wurde beurteilt, ob ich angemessen für die neue Leber Sorge tragen würde, was meinen Lebensstil betraf. Alkohol, aber auch Medikamente wie schnell mal eine Paracetamol oder Ibuprofen kämen für mich nicht infrage. Und das war wichtig, da eine alkoholbedingte Fettleber den größten Anteil an Lebererkrankungen ausmacht und eine unbehandelte Suchterkrankung zwangsläufig wieder zu einer Zirrhose des neuen Organs führt.
Es war ein Auswahlverfahren, das ich durchlief. Klar war, dass es nicht genug Organe gab für all die Menschen, die zu diesem Zeitpunkt mit mir warteten. Es war eine verdrehte Welt, in der ich mich bewegte: Je kränker man war, desto höhere Scores bekam man und kletterte auf der Warteliste nach oben. Es sei denn, es gab Faktoren, die eine Transplantation ausschlossen. Sowohl die Richtlinien der Transplantationszentren als auch das Transplantationsgesetz waren ausschlaggebend dafür, wer wie gelistet wurde.
Fünf Jahre zuvor, als die Diagnose Autoimmunhepatitis gestellt wurde, lag mein Score bei 16 – nicht hoch genug, um bereits für eine Transplantation in Betracht gezogen zu werden. Inzwischen hatte sich meine Situation verschlechtert, meine Überlebenswahrscheinlichkeit war stark gesunken.

DIE WARTELISTE

Das allseits bekannte und höchst tragische Problem bei der Transplantation als einzige Heilungsoption der fortgeschrittenen Leberzirrhose ist der massive Organmangel in Deutschland. Dieser führt dazu, dass nicht jeder Mensch, der ein Organ braucht, auch ein solches bekommen kann; die Organe müssen zugeteilt werden. Diese Zuteilung, auch Allokation genannt, erfolgt in Deutschland und weiteren europäischen Staaten über die Stiftung Eurotransplant, und zwar nach dem Prinzip der Dringlichkeit. Je höher das Risiko ist, kurzfristig zu versterben, desto früher soll man ein Organ erhalten. Um dies möglichst objektiv zu beurteilen, wird bei einer benötigten Leber durch Laborwerte der sogenannte MELD-Score (Model for End-Stage Liver Disease) berechnet. Je höher dieser ist, desto schneller bekommen PatientInnen auf der Warteliste für eine Leber ein Spenderorgan.

PatientInnen, die auf der Warteliste stehen, sollten rund um die Uhr erreichbar sein und sich schnell im Transplantationszentrum einfinden können. Zum Zeitpunkt der Transplantation dürfen keine Infektionskrankheiten oder Tumorerkrankungen vorliegen, deshalb sind regelmäßige Vorsorgeuntersuchungen für den Empfangenden auch während der Wartezeit wichtig.

Es ist sehr bedeutend, dass PatientInnen ihre allgemeine körperliche Verfassung so gut wie möglich halten. Der Zustand der PatientInnen vor einer Transplantation hat einen nachgewiesenen, unmittelbaren Einfluss auf das Ergebnis und die Überlebenschancen nach Transplantation. Deshalb empfehlen wir dringend, eine ge-

sunde Lebensweise einzuhalten (ausreichende Bewegung zur Vermeidung von Muskelabbau, ausgewogene und proteinreiche Ernährung). Uns ist aber bewusst, dass dies für viele PatientInnen eine Herausforderung darstellt, weil bereits die Bewältigung des Alltags eine große körperliche und psychische Belastung bedeuten kann, und Appetitmangel, Übelkeit und wiederkehrende Komplikationen der Leberzirrhose das Umsetzen dieser Empfehlungen erheblich erschweren.

Der MELD-Score kann nicht die ganze Komplexität der Erkrankung darstellen; ein Teil der PatientInnen hat trotz schwerer Krankheit einen niedrigen MELD-Score – wie auch bei Herrn Verst. Wir haben ihn initial als jungen, sportlichen Mann kennengelernt, dem man seine Erkrankung kaum ansehen konnte. Doch im Laufe weniger Jahre baute er immer weiter ab, entwickelte Bauchwasser, wurde müde und abgeschlagen, verlor Gewicht und Muskelmasse. Die Laborwerte und somit auch der MELD-Score spiegelten diesen klinisch zweifelsfrei beobachteten Abbau jedoch nicht wider. In Fällen, bei denen der MELD-Score nicht der Schwere der Erkrankung entspricht, kann man einen gesonderten Antrag bei Eurotransplant stellen. Einen solchen Antrag haben wir auch für Herrn Verst geschrieben. Glücklicherweise wurde der Antrag bewilligt, sodass er über die Zeit wertvolle Punkte auf der Warteliste sammeln konnte.

PD Dr. med. Katharina Willuweit, *Stellvertretende Direktorin und Leiterin der Nachsorge-Ambulanz Lebertransplantation*

PD Dr. med. Jassin Rashidi Alavijeh, *Geschäftsführender Oberarzt und Leiter der Wartelisten-Ambulanz Lebertransplantation*

Klinik für Gastroenterologie, Hepatologie & Transplantationsmedizin, Universitätsmedizin Essen

All die Komplikationen der vergangenen Monate – die Ösophagusvarizen, eine Pfortaderthrombose, die vergrößerte Milz – und aktuell mein Aszites sowie die Gewichtsabnahme führten dazu, dass ich Sonderpunkte beantragen konnte, die sich auf meinen Score auswirkten.

Im November 2020 stieg ich mit einem Score von 22 auf der Liste ein. Der höchste Wert beträgt 40, er entspricht einer Dreimonats-Sterblichkeitsrate von 98 Prozent. Bei meinem Score lag die Rate bei 15 Prozent. Noch blieb mir Zeit. Doch die Ärzte gingen davon aus, dass sich meine Werte weiter verschlechtern würden. In drei Monaten würde mein Score neu berechnet werden.

Mein Arzt versicherte mir, dass ich ab sofort mit einem Anruf rechnen könnte. Und das hieß: erreichbar sein. Zu warten – und zu hoffen.

DENISE

Die Extrapunkte waren ein Hoffnungsschimmer für uns und Motivation, durchzuhalten. Ein bisschen stellte ich es mir vor wie im Film: Völlig unverhofft würde der Anruf kommen, mitten in irgendeiner schrägen Alltagssituation, wo niemand damit rechnete. Die Leber wäre perfekt, Hendrik würde die schwere Operation überstehen, und die Kinder hätten endlich ihren Papa zurück.

Die Realität sah anders aus. Hendriks Score war für mich bloß eine Zahl, schwer zu fassen. Die Werte waren schlecht, doch es gab Menschen, denen es noch schlechter ging. Auch wenn ich mir das kaum vorstellen konnte und erst recht nicht wollte. Doch genau dort bewegten wir uns hin. In meinem Kopf setzte sich Ostern fest: Ostern haben wir alles überstanden. Vier, fünf Monate, das war zu schaffen, gerade so viel, wie ich glaubte, noch tragen zu können. Irgendwie.

Auf der einen Seite war es so schön, dass Hendrik wieder zu Hause war und wir einfach eine große Familie sein konnten. Doch wenn ich ihn sah und mit dem Menschen verglich, der er wenige Wochen zuvor noch gewesen war, fühlte es sich an wie ein Stich mitten ins Herz.

Draußen, bei den kleinen Spaziergängen, die wir mit den Kindern an seinen guten Tagen unternahmen, starrten ihn die Leute an. Mein Beschützerinstinkt lief auf Hochtouren, ich starrte demonstrativ zurück, und sie wandten sich betreten ab. Hendriks Bauch erinnerte mich an meinen Schwangerschaftsbauch; bei den Zwillingen war ich auch stark abgemagert und hatte

HEPATISCHE ENZEPHALOPATHIE

*Die **Leber ist unsere Entgiftungszentrale** – erkrankt sie, wird sie in dieser wichtigen Funktion gestört. **Ammoniak** ist ein Abfallprodukt des Stoffwechsels; bei gesunden Menschen gelangt es über den Blutkreislauf in die Leber, **wird dort in Harnstoff umgewandelt** und anschließend über die Nieren ausgeschieden. Eine stark geschädigte Leber ist nicht mehr dazu in der Lage. Dadurch steigt der Spiegel von Ammoniak im Blut, und es gelangt bis ins Gehirn, das hochempfindlich auf Giftstoffe reagiert. Neurologische Symptome wie Desorientierung, Lallen, Krämpfe, Zittern bis hin zum Koma können die Folge sein.*

die beiden vor mir hergetragen. Doch meine Augen hatten gestrahlt vor Leben. Hendriks hingegen sahen aus wie die eines Sterbenden, sie lagen tief in den Höhlen, waren dunkel umschattet, die Pupillen vom Schmerz und den Medikamenten unnatürlich geweitet.

Oft kam er morgens aus dem Krankenhaus zurück und musste abends schon wieder rein, weil es ihm wieder schlechter ging. Irgendwann fing er an zu lallen. Ich fragte ihn, was denn los sei, er merkte nichts, fühlte sich bloß ein bisschen schummrig. Doch das Lallen wurde stärker, ich kriegte Panik. In der Klinik stellte sich heraus, dass Hendrik an einer Ammoniakvergiftung litt.

Zum Glück gab es Medikamente dagegen. Das Fatale aber war, dass Hendrik es selbst nicht merkte, wenn das Ammoniak ihn vergiftete. Also musste ich auf ihn aufpassen.

Als ob ich das nicht sowieso schon getan hätte. Ich tanzte um ihn herum wie ein Kreisel, drehte mich immer schneller, nicht selten in die Panik hinein. War er zu lange im Bad, rief ich ihn an, denn ich sah ihn schon tot auf dem Boden liegen. Schlief er nachts ganz ruhig, sodass ich seinen Atem nicht spürte, leuchtete ich mit der Taschenlampe des Handys seine Halsschlagader an, um zu sehen, ob sein Herz noch schlug. Schlief ich, wachte auf und spürte ihn nicht neben mir, krampfte sich mein Herz zusammen, und ich rannte durchs Haus, auf der Suche nach ihm. Meist fand ich ihn auf dem kühlen Boden liegend, wegen der Schmerzen. Bis Ostern, sagte ich mir. Das schaffen wir.

Erst mal aber kam Weihnachten. Und das wollten wir so richtig feiern. Wollten Erinnerungen schaffen für die Kinder. Weil in einem Winkel unseres Bewusstseins der Gedanke hing: Vielleicht ist es ja doch das letzte gemeinsame Fest.

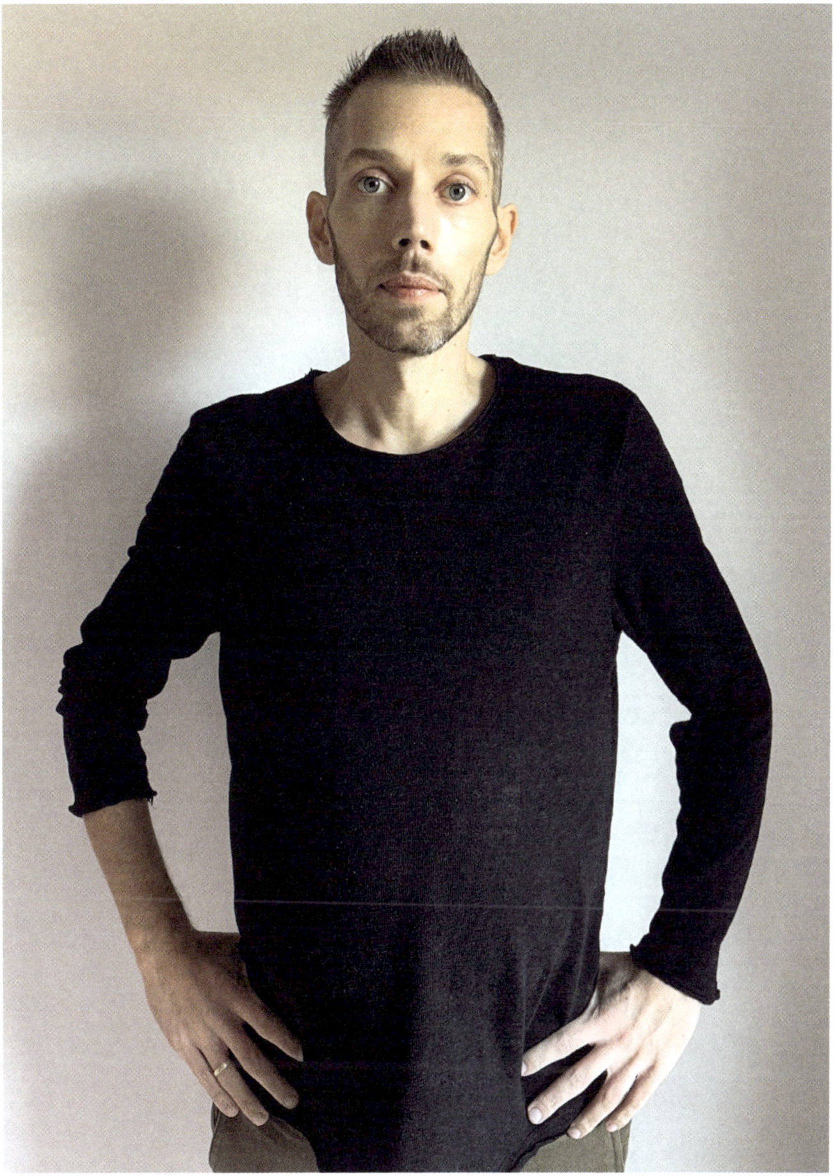

STARK

BLEIBEN

DENISE

„Was macht ihr denn da?", rief ich den Kindern hinterher, die kichernd in Tylies Zimmer liefen und sich ganz offensichtlich an verschiedenen Kleiderschränken bedient hatten.

„Nichts, nichts", rief Josie, und schon streckte sich Ella zur Klinke und zog die Tür hinter sich zu.

Ich war gespannt, was das werden würde. Und erleichtert, dass die Kinder so fröhlich waren. Mit Carlie in der Trage ging ich in die Küche und mogelte alles, was Kalorien hatte, in Hendriks Shake. Flüssignahrung behielt er gerade am ehesten bei sich. Wobei ... Heute hatte er gar keinen guten Tag. Er lag auf dem Boden, ich konnte kaum hinsehen. Die spitzen Knochen auf dem Teppich, das musste doch wehtun. Ich war drauf und dran, ihm auf das Sofa zu helfen. Doch wenn er starke Schmerzen hatte, tat es ihm anscheinend gut, wenn der Untergrund hart und eben war. Ich warf einen raschen Blick auf seinen Brustkorb, der sich schnell hob und senkte. Das war die Atemnot von all dem Wasser in seinem Bauch. Hoffentlich musste er nicht schon am Abend zurück in die Klinik. Wie er das nur aushielt ...

In Beziehungen wird man immer wieder mit der Tiefe seiner Liebe konfrontiert. Wenn der Weg steinig wird – geht man ihn dann mit? Und wenn er immer weiter abwärts führt, in den Abgrund, vor dem man Angst hat, er könnte einen auch zerstören – was macht man dann? Wie stark ist die Liebe zum anderen, und wie stark ist die Liebe zu sich selbst?

Was Hendrik anging, wusste ich, ich würde immer mitgehen, und mochte der Weg noch so steil nach unten führen. Ich würde ohne jedes Zögern an seiner Seite sein.

Doch wenn ein geliebter Mensch, ohne den man einfach nicht leben kann, leidet, so extrem leidet, dass er es fast nicht mehr aushält, dann ist Weitergehen keine Gnade. Dann hält man fest.
Noch wehrte ich mich dagegen, diesen Gedanken weiterzudenken. Alles in mir zog sich zusammen vor Schmerz, wenn ich mir vorstellte, Hendrik loslassen zu müssen. Dabei wusste ich längst, dass ich es tun würde. Es ging ja nicht um mich. Es ging um den Mann, den ich so sehr liebte, dass ich nicht wollte, dass er litt. Den Mann, der keine vier Meter entfernt von mir auf dem Boden lag, kaum Luft bekam und sich ganz sicher in manchen Momenten eine ähnliche Frage stellte. Der die Kinder und mich jedoch so sehr liebte, dass er weiterkämpfte und wirklich alles ertrug. Der aber auch wusste, es könnte eine Situation kommen, in der sein Körper ihn im Stich ließ. Und er uns allein lassen müsste.

Silvester hatten wir ausgelassen gefeiert, und ich hatte mir gesagt: 2021, das wird unser Jahr! Ich hatte so fest dran geglaubt.
Jetzt aber spürte ich immer öfter, dass es knapp wurde. Es gab Tage, an denen das Risiko, dass Hendrik sie nicht überlebte, extrem hoch war.
Was tut man in solchen Momenten? In solchen Zeiten?
Wir machten weiter. Hendrik schluckte sein Morphium runter, ich die Tränen. Und manchmal kam die Liebe um die Ecke, und alles wurde plötzlich bunt und laut und lebendig.
So auch an diesem Tag. Die Kinder stürmten aus Tylies Zimmer, in dem sie etwas ausgeheckt hatten. Sie wussten, ihr Papa musste liegen. Und statt ängstlich einen Bogen um ihn zu machen, holten sie ihn mitten ins Leben zurück. In den verrücktesten Verkleidungen spielten sie ihm ein Theaterstück vor, das sie sich selbst ausgedacht hatten. Mit geröteten Wangen von all der Aufregung sagten sie ihre Texte auf, verhaspelten sich und lachten

sich über sich selbst kaputt. Und wir lachten mit, und im nächsten Moment war die miese Realität wie weggeblasen.

Später am Abend, nachdem ich sie ins Bett gebracht hatte, weinte ich, diesmal vor Glück. Weil unsere Kinder so wunderbar waren. Weil sie sich in einer Situation, in der es kein Heilmittel mehr gab, einfach darüber hinwegsetzten und kreativ wurden, um ihrem Papa eine Freude zu machen. Damit gaben sie ihm das Wichtigste überhaupt, stärker als jede Medizin, die noch erfunden werden müsste.

Liebe.

Einen Grund weiterzumachen.

Nein, ich dachte nicht daran, Hendrik loszulassen, nicht jetzt schon. Es gab nur einen Weg, und der führte zurück ins Leben.

WIR

Wir wollten unseren Kindern immer Sicherheit und Geborgenheit schenken, ein richtiges Nest. Die Realität ist eine andere geworden. Schon von klein auf haben sie mitbekommen, dass Menschen, die man liebt, schwer krank werden können und es ihnen zeitweise richtig, richtig schlecht geht. So gut es ging, haben wir versucht, sie zu schützen. Aber zum einen spüren Kinder sowieso viel mehr, als man wahrhaben will, und zum anderen ließ sich in den letzten Monaten nach der Not-OP nicht mehr verbergen, dass ihr Papa sehr krank und schwach war. Sie haben ihn in Situationen erlebt, in denen er gezittert, gelallt, stark geschwitzt und immer wieder erbrochen hat, weder sitzen noch stehen konnte und kaum liegen. Und sie haben ihre Mama erlebt, wie sie extrem angespannt war und geweint hat, wenn sie dachte, keiner kriegt es mit. Aber wir hielten zusammen, niemand wurde ausgeschlossen, und das war uns eine wichtige Botschaft in einer Gesellschaft, in der kranke und alte Menschen oft schnell aus dem Blickfeld geschoben werden. Eine Hoffnung hatten wir dabei im Herzen. Sobald eine neue Leber käme und Hendrik sich erholen würde, dann wäre das eine ganz starke Botschaft für die Kinder: dass man im Leben schwer krank werden kann, aber ganz sicher nicht von der Familie allein gelassen wird – und dass man es schaffen kann. Dass der Papa ins Leben zurückkehrt.

Das wünschten wir uns so sehr, das war streckenweise unsere größte Motivation. Heute wissen wir, dass die Zeit, als Hendrik so krank war, unsere Kinder mitfühlend und stark zugleich gemacht hat.

HENDRIK

Nach der Not-OP bekam ich ein ganzes Arsenal von Medikamenten – dagegen war das, was ich seit der Diagnose genommen hatte, im Grunde ein Witz. Als jemand, der fast dreißig Jahre lang so gut wie nie irgendwelche Pillen geschluckt hatte, zuckte ich erst einmal zusammen, als ich die lange Liste ausgehändigt bekam. Gleichzeitig war ich immens dankbar für das, was die Medizin vollbringen kann. Eines meiner wichtigsten Organe versagte, doch ich hatte Zugang zu den neuesten Medikamenten und wurde gut versorgt. Ein Privileg, das die meisten Menschen auf dieser Erde nicht haben.

Auf besagter Liste standen Ursodeoxycholsäure für die Galle, Torasemid und Spironolacton zum Entwässern, um dem Aszites vorzubeugen, was nicht wirklich klappte. Aber wer weiß, wie schlimm es ohne die harntreibenden Wirkstoffe geworden wäre mit meinem Bauchwasser. Weiter ging es mit Carvedilol, um den hohen Druck in meinen Gefäßen zu senken. Ganz wichtig war das Enoxaparin für die Blutgerinnung, Rifaximin gab es als Breitband-Antibiotikum obendrauf, außerdem ein Eisenpräparat. Lactulose bekam ich, um den Ammoniakspiegel zu senken und eine hepatische Enzephalopathie zu verhindern, außerdem Vitamin D, um einer Osteoporose entgegenzuwirken, denn Cortison nahm ich ja sowieso. Nicht fehlen durfte ein Magensäureblocker, um die Schleimhaut zu schützen. Gegen die Schmerzen sollte ich Novalgin und Hydromorphon einnehmen, ein Opioid, das 7,5-mal stärker wirkt als Morphium. Viele terminale Krankheiten gehen mit starkem Schmerz einher. Die Zeit, in der gewöhnliches Morphium geholfen hatte, war längst vorbei.

Mit all dem kam ich irgendwie klar. Eine halbe Stunde, bevor die Kinder aufstehen mussten, klingelte mein Wecker, damit ich das Hydromorphon rechtzeitig nehmen konnte. Dann war ich einigermaßen fit, fit im Sinne von: Ich konnte mich aus dem Bett oder vom Boden hochhieven, ohne dass mir vor Schmerz schwarz vor Augen wurde. Ich saß mit den Kindern beim Frühstück, sog eine Riesendosis Lebensfreude in mich auf, und später lag ich auf unserem Sitzsack und schaute ihnen beim Lernen und Spielen zu. Bis ich spürte, wie die Wirkung des Hydromorphons langsam nachließ und ich wieder auf den Boden wanderte.

In all der Zeit versuchte ich, meinen Humor nicht zu verlieren. Im Körper saß der Schmerz, im Herzen die Liebe und im Kopf das Lachen, das von den Kindern zu mir herüberschallte.

Und dann waren da auch noch unsere engsten Freunde.

DENISE

Als Teenager war ich ein ziemlicher Eishockey-Fan. Über fünf Ecken lernte ich einen Spieler aus der Mannschaft eines Nachbarortes kennen: Danny.

Für uns beide war es Liebe auf den ersten Blick – nicht auf eine romantische Art, sondern rein freundschaftlich. Danny und ich verstanden uns auf Anhieb und konnten uns alles anvertrauen. Eigentlich war gleich klar: Das wird eine Freundschaft fürs Leben, und so ist es auch gekommen.

Als Tylie geboren wurde, hielt Danny sie kurz nach ihrer Geburt auf dem Arm und wurde ihr Patenonkel. Und als ich merkte, dass ich meine erste Ehe nicht mehr weiterführen konnte, sprach ich mit ihm darüber. Er spürte natürlich, dass ich ziemlich aufgewühlt war, hörte mir Stunden über Stunden zu, hielt meine impulsiven Stimmungen aus und half mir, meine Gedanken und Gefühle zu sortieren. Dabei war ihm Tylies Wohl immens wichtig. Er konnte so unglaublich gut mit ihr umgehen, kann es mit allen Kindern. Inzwischen ist er auch der Patenonkel von Josie, Ella, Matheo und Carlie und liebt sie seit ihrer Geburt. Eines weiß ich ganz sicher: Sollte Hendrik und mir etwas passieren, dann würde Danny sich mit vollem Herzen und ganzem Einsatz um sie kümmern.

Als er Nadine kennenlernte, seine spätere Frau, war Tylie anderthalb, und auch sie wurde schnell eine ganz enge Freundin von mir. Dann begegnete ich Hendrik. Als ich Danny in meiner Verliebtheit von ihm vorschwärmte, war er erst mal ziemlich überfordert. Eine Beziehung so kurz nach meiner Trennung, das war in seinen Augen maßlos verfrüht. Er brauchte eine Weile, um zu verstehen, wie glücklich Hendrik mich damals schon machte. Natürlich hatte Danny Vorbehalte und Angst, ich könnte gleich ins nächste Unglück laufen. Vielleicht dachte er auch einfach, noch eine Trennung bei mir würden seine Nerven nicht aushalten. Doch jegliche Vorbehalte lösten sich in Luft auf, als wir uns zu viert trafen.

Seither teilen wir viele besondere Momente unseres Lebens miteinander. Manchmal haben wir auch einfach nur Spaß zusammen. Wie tief diese Freundschaft wirklich werden sollte, welche Dimensionen sie annehmen würde, als Hendriks Leben auf dem Spiel stand, das hätten wir uns niemals vorstellen können.

Danny und Nadine waren an dem Tag bei mir, als Hendrik notoperiert wurde. Danny rief immer wieder im Krankenhaus an, ließ sich nicht abwimmeln, da hat er eine dicke Haut.

Er und Nadine waren auch die Ersten außerhalb der Familie, die Hendrik sahen, als er nach Hause kam, abgemagert, mit seinem großen Bauch voller Wasser. Ihre Mienen sprachen Bände. So viel Schmerz spiegelte sich auf ihren Gesichtern, es tat ihnen extrem weh, ihren besten Freund dermaßen leiden zu sehen. Aber sie mieden uns nicht, im Gegenteil. Sie waren ständig für uns da und eine unglaubliche Stütze. Und noch mehr: Danny bot Hendrik ohne zu zögern einen Teil seiner Leber an, ebenso Nadine.

In Hendriks Fall war eine Lebendspende jedoch nicht möglich. Seine Leber war bereits zu stark geschädigt, außerdem hatte er eine Pfortaderthrombose entwickelt, sodass nur eine vollständige Leber ihn retten konnte.

Dennoch, es war eine unfassbar große Geste. Sie hätte mich nicht zu überraschen brauchen, ich kannte die beiden ja. Das war ihre Definition von „Freunde fürs Leben".

* * *

D: Die Leute auf Instagram fragen schon wieder, wo du steckst. Die sehen dich nicht in meinen Stories, und jetzt denken sie, du hättest mich mit fünf Kindern sitzen lassen.

H: (lacht) Da würde ich ziemlichen Ärger mit Danny kriegen. Das würde ich mich nie trauen.

D: Gut so! Aber mal im Ernst ... Ich glaube, wir müssen eine Entscheidung treffen. Also: Schweigen wir und hoffen, dass die Gerüchte sich legen, oder reden wir Tacheles?

DIE LEBER-LEBENDSPENDE

Die Leber ist ein Organ, das sich nach Verletzungen, leichteren Erkrankungen und Schädigungen durch Medikamente oder Gifte häufig **vollständig regenerieren** *kann. Das ist sogar dann der Fall, wenn ein ganzer Leberlappen entfernt wird. Diese Fähigkeit der Leber* **macht in vielen Fällen eine Lebendspende möglich.** *Wie bei einer vollständigen Transplantation auch, muss die Blutgruppe von Spender und Empfänger übereinstimmen, und auch das Gewebe muss kompatibel sein.*

In der Regel wird bei dieser Form der Organverpflanzung der rechte oder linke Leberlappen des Spenders entfernt und in den Empfänger transplantiert. Die Leber des Spenders **wächst nach dem Eingriff wieder ungefähr auf ihre Ausgangsgröße** *an, ebenso der transplantierte Leberlappen im Empfänger.*

Allerdings handelt es sich um einen größeren Eingriff, der den Spender gesundheitlich beeinträchtigen kann. Aus diesem Grunde werden **nur vollständig gesunde Menschen als Spender** *in Betracht gezogen.*

Weiterhin können Komplikationen seitens des Empfängers vorliegen, die gegen eine Lebendspende sprechen, wie eine fortgeschrittene Leberzirrhose oder ein Verschluss der Pfortader. Dennoch: Eine Lebendspende ist **für viele Erkrankte die einzige Chance auf ein Organ** *und kann Leben retten.*

Neben der Leber können auch einzelne Nieren, Teile der Lunge und des Darms für Lebendspenden in Betracht gezogen werden.

H: (überlegt) Ich denke, es wäre gut, wenn wir offen drüber reden. Krankheit kann jeden treffen. So wie uns.

DENISE

Fünf Jahre lang hatten wir geschwiegen, was Hendriks Krankheit anging. Nur die engsten Freunde und die Familie waren eingeweiht. „Ich bin kein Opfer. Ich bin auch kein Kranker, das ist doch nicht das Einzige, was mich ausmacht, so will ich nicht gesehen werden. Wenn, dann bin ich ein Mensch, der eben krank ist. Und noch ganz viel mehr. Ehemann, Papa, Freund, Fitness-Typ, ITler ... Ich will nicht, dass über meine Krankheit getuschelt wird, und ich will auch nicht, dass andere sich Sorgen machen, während ich alles dafür tue, um möglichst lange fit zu bleiben." Diese Haltung hatte Hendrik gutgetan, das hatte er immer wieder gesagt. Selbst dann noch, als die ersten Kommentare auf Instagram kamen, er sähe „so komisch" aus.
Über diesen Punkt waren wir längst hinaus, Hendriks körperlicher Verfall war nicht länger zu verdrängen und auch nicht zu leugnen. Jetzt war er so weit, sein Schicksal zu teilen.

Ich weiß noch ganz genau, wie wir uns im Schlafzimmer ans Fenster setzten, weil die Kinder oben spielten. Ich war schrecklich nervös. Ich wollte nicht, dass Hendrik abschätzige Kommentare zu hören bekam. Auch Menschen, die nicht in der Öffentlichkeit stehen, machen diese Erfahrung, dafür müssen sie nur die Wohnung verlassen. Es wird über sie getuschelt, sie werden offen angestarrt, manche Leute wechseln die Straßenseite. Vor all dem wollte ich ihn beschützen. Doch dass einige jetzt dachten, er hätte sich aus dem Staub gemacht, war auch nicht gerade toll.

Bevor wir unsere Story sendeten, warf ich noch einen Blick in die Kamera. Im Selfie-Modus neben Hendrik kam ich mir richtig dick vor, und das, obwohl ich nach den Zwillingen stark abgenommen hatte. Egal. Ich schluckte meine Nervosität herunter. Und wir erzählten, was in unserem Leben gerade passierte.

Nicht eine einzige negative Nachricht erreichte uns. Im Gegenteil, es schien, als wäre das letzte Eis gebrochen, die Menschen rückten näher. Und wir spürten: Es war die richtige Entscheidung gewesen. In einem Medium wie Instagram, wo sonst alles so perfekt erscheint, waren wir ein Stück weit menschlicher geworden. Tausendfache Unterstützung schlug uns entgegen, Anteilnahme, Mitgefühl, Tränen, Gebete. Eine Flut von positiven Kommentaren brach über uns herein: „Ihr schafft das!“ – „Wir stehen hinter euch!“ – „Ihr seid nicht allein!“

Genau das spürten wir. Dieser Rückhalt von so vielen Menschen, die uns nicht persönlich kannten und die dennoch Anteil nahmen, tat unvorstellbar gut.

Und es war erst der Anfang.

HENDRIK

Mit dem Zuspruch von Freunden und Followern im Rücken hielt ich durch. Mein Leben war reduziert auf die kleinen Dinge, und in ihnen entdeckte ich so viel mehr als in meinem alten Leben. Wie die Wintersonne durchs Fenster fiel, Staub darin tanzte … das hatten mir die Kinder als Erstes gezeigt, wenn sie wie verzaubert dastanden und die kleinen Finger nach den Funken ausstreckten. Jetzt sah ich all das wieder. Sah nachts, wenn ich nicht schlafen konnte, den Mond, die Sterne und sann nach. Was würde passieren, wenn

ich es nicht schaffte? Wie wäre das wohl, zu sterben? Wo wäre ich dann? Vor dem Sterben selbst verlor ich die Angst. Der härteste Schritt war die Akzeptanz. Da waren Denise und die Kinder. Es tat weh, ihnen wehzutun. Und das war es, was diese Zeit so brutal machte. Für mich war dies das Allerhärteste. Nicht die physischen Schmerzen, das Ausgezehrtwerden bei vollem Bewusstsein, sondern das Wissen, wie weh mein Tod Denise und den Kindern tun würde.
Und ein früher Tod war nicht das Einzige, was uns blühen konnte, da waren ja auch die wiederkehrenden Ammoniakvergiftungen, die ins Koma führen konnten.

Tod ist endgültig, da gibt es keinen Weg zurück. So hart es ist, irgendwann begreifen die Hinterbliebenen, dass man nicht mehr da ist und auch nicht wiederkommt. Dann lassen sie los und gehen weiter in ein hoffentlich glückliches Leben, in dem man zu einer Erinnerung wird. So war es auch mit Anna gewesen. Der anfängliche Verlustschmerz hatte sich verändert. Vielleicht hatte auch ich mich verändert, hatte mich mit der Zeit daran gewöhnt, dass Anna nicht mehr bei mir war. In manchen Momenten tut es noch immer weh, an sie zu denken, dann treibt es mir die Tränen in die Augen. Oft aber ist da so viel Wärme, so viel Liebe, die mich mit Anna verbindet.
Denise und den Kindern würde es ebenso gehen, sagte ich mir damals, als ich körperlich immer ausgezehrter wurde. Sie würden zurechtkommen, nach einer Weile. In den Nächten, in denen ich wach lag, spürte ich, dass es für mich wichtig war, all diese Dinge einmal konsequent durchdacht zu haben. Ich wurde dadurch ein ganzes Stück freier. Und auch das half mir, mich voll und ganz auf das Leben zu konzentrieren.
Denise war fest überzeugt, dass ich Ostern eine neue Leber hätte. Aber vorher stand erst mal Karneval an. Und den wollten wir so richtig feiern.

DENISE

Hendrik kommt aus dem Münsterland, da ist Karneval kein großes Thema. Aber ich bin Rheinländerin, mir liegt das eher im Blut. Und in Düsseldorf führt eigentlich sowieso kein Weg daran vorbei.
Im Frühjahr 2021 war der Marktplatz wie leergefegt, wegen Corona fiel alles aus. Also beschlossen wir, zu Hause ganz groß zu feiern. Nadine, Danny und ihre zwei Kinder würden auch vorbeikommen.
Unsere Kinder waren ganz aus dem Häuschen, überlegten, als was sie sich verkleiden sollten. Die verrücktesten Ideen geisterten durch ihre Köpfe, Cheerleader, Einhorn, Meerjungfrau, Superheld, alles war dabei. Und ich? Natürlich wollte ich auch mitmachen. Doch ich hatte bloß mein Halloweenkostüm, ein weißes Skelett auf schwarzem Grund, und irgendwie erschien mir das dann doch zu makaber. Auch wenn Hendrik darüber so lachen musste, dass er nach Luft japste.
Es tat so gut, einfach mal den Alltag und die Krankheit auszublenden. Für einen Tag konnte uns die ganze Angst gestohlen bleiben. Heute war der Papa da und nicht im Krankenhaus, und wir wollten uns auf nichts anderes konzentrieren, als miteinander Spaß zu haben.
In der offenen Küche bauten wir ein Büfett auf mit den leckersten Dingen. Neben Süßkram gab es jede Menge Fingerfood für die Kids. Nadine brachte einen Salat aus gefärbten Nudeln mit, auf die Muffins drapierten wir bunte Schnüre, der Regenbogenkuchen bekam eine extra Ladung Konfetti-Streusel ab.
Hendrik wollte sein Superman-Kostüm anziehen, doch es passte ihm nicht mehr, der Bauchumfang war viel zu groß. Dafür kam Danny im Elchkostüm. Wir stellten die Musik laut, spielten mit den Kindern Stopptanz, alberten herum und feierten bis zum Gehtnichtmehr. An diesem Tag schafften wir es

tatsächlich, alles Negative und Belastende ganz weit wegzuschieben. Nicht ein wehmütiger Gedanke kam auf, kein Gefühl von „Was, wenn es der letzte Karneval ist?“. Die Kinder und unsere Freunde ließen das gar nicht zu. Und es tat so gut!
Auch wenn die Kids schon fleißig genascht hatten, eröffneten wir schließlich offiziell das Büfett. Ich schnitt den Kuchen an, im Hintergrund klingelte ein Handy, und Matheo stibitzte ein Mini-Würstchen.
„Ja, Hendrik Verst, der bin ich“, hörte ich Hendrik sagen. Er hatte das Handy am Ohr. „Ja ... ja klar. Dann komm ich jetzt sofort.“ Er beendete das Gespräch und sah mich an. „Die haben ein Organ für mich“, sagte er nur.
Ich ließ die Gabel sinken, konnte nicht atmen, nicht denken. Dann realisierte ich endlich, was er da gerade gesagt hatte. Hendrik bekam eine neue Leber!
Tausend Gefühle stürmten auf mich ein. Dieser Anruf, auf den wir so gewartet hatten ... Eine Gänsehaut lief über meinen Rücken. Konnte das sein, konnte das wirklich sein? Mit dem nächsten Atemzug brach der Gedanke an den Spender, die Spenderin über mich herein. Nadine und ich sahen uns ans.
„Da draußen ist jetzt irgendwo eine Familie, die trauert gerade um ihren Menschen“, sagte ich. Wir fingen an zu weinen. Tränen der Trauer, aber auch Tränen der Erleichterung, der Hoffnung. Wie dicht alles beieinanderlag, die unterschiedlichsten Gefühle, sie waren wie ein Strudel, zogen uns in einem Moment runter und drückten uns im nächsten wieder an die Oberfläche.
„Ich fahre Hendrik“, sagte Danny. Er spürte genau, dass ich viel zu aufgewühlt war, um mich hinters Steuer zu setzen. Dann sah er an sich herab. „Das Elchkostüm zieh ich mal lieber aus.“

Jetzt lachten wir alle, verheult, wie wir waren, und schlossen einander fest in die Arme.

ES WIRD **ENG**

DENISE

In Windeseile packte ich Hendriks Zahnbürste und Rasierzeug in die Kliniktasche. Immer wieder musste ich mir die Tränen wegwischen, ich sah schon ganz verheult aus. Nicht, dass die Kinder noch Angst bekamen! Während Danny sich aus seinem Kostüm schälte, setzten Hendrik und ich uns auf die Bettkante. Rasch rief er seine Mutter an, dann wandten wir uns an unsere Community. Seit Wochen fieberten die Leute mit, dachten an uns, beteten für Hendrik. Wir wollten sie jetzt nicht in der Luft hängen lassen.
Das Video wurde eine kleine Katastrophe, weil ich so weinen musste. Ich wollte etwas sagen, brachte aber keinen Ton heraus. Rasch übernahm Hendrik:
„Es kam der Anruf, Freunde!"
Ich hielt mir die Hand vor die Augen. Es auszusprechen, machte es so wirklich. Die Gefühle waren dermaßen intensiv, dass sie mir den Boden unter den Füßen wegrissen. Ich konnte es nicht fassen. Vor Weihnachten war Hendrik gelistet worden. All die Tage waren wir in Habachtstellung gewesen, die Handys immer geladen, immer laut gestellt, immer in Reichweite. Tief im Inneren war ich unsicher gewesen, ob wirklich ein Anruf käme, auch wenn ich mich an Ostern festgehalten hatte.
Hendrik sprach weiter in die Kamera, seine großen Augen waren ganz gerötet. „Ich muss so schnell, wie es geht, dahin kommen. Wir weinen jetzt alle ganz doll, aber vor Freude."

Wie sich zeigte, weinten Hunderte, dann Tausende mit uns und drückten uns fest die Daumen, dass alles glatt gehen würde. Das tat so gut in diesem

Chaos an Gefühlen und Gedanken. Dann fuhren Hendrik und Danny auch schon los.
Die ganze Situation war verrückt, fast surreal. Nadine und ich standen da, umgeben von tanzenden und lachenden Kindern, die Konfetti streuten, das eine Kind stopfte bunte Spaghetti in sich hinein, das nächste zog die Schnüre von den Muffins, und dazu dröhnte die Gute-Laune-Musik. Wir mussten immer wieder an die Spenderfamilie denken, weinten aufs Neue los, drehten uns weg, verbargen die Tränen vor den Kindern. Sie wussten nur, dass Papa wieder ins Krankenhaus musste und mit Glück wieder gesund nach Hause käme.
Dann kehrte Danny auch schon zurück. Wegen der Corona-Maßnahmen hatte er nicht mit Hendrik warten dürfen und stärkte nun uns den Rücken. Um uns abzulenken, luden wir immer mehr Essen auf unsere bunten Pappteller und aßen das halbe Büfett leer. Später zogen wir die Jalousien runter, machten das Discolicht für die Kinder an und tanzten mit ihnen.
Wann immer er konnte, schrieb Hendrik eine Nachricht, erzählte uns, dass er gerade untersucht wurde. Da war so viel Hoffnung in mir. Wäre das wirklich möglich, dass all die geheimen Ängste in mir bald Vergangenheit sein würden? Vielleicht morgen schon? Dass Hendriks Körper endlich regenerieren durfte, dass ich nicht länger Butter, Sahne, Öl in sein Essen geben müsste, um ihn zu stopfen wie eine arme Gans, nur damit ihn die Kräfte nicht vollends verließen?

Hoffnung, das war noch etwas, was ich mir von Hendrik abgeguckt hatte. Meist war ich eher diejenige, deren Glas halb leer war. Durch Hendrik, der durch und durch positiv ist, erkannte ich, dass ich mich bewusst dazu entscheiden kann, das Glas als halb voll zu betrachten. Das hieß nicht, die Realität auszublenden. Es hieß vielmehr, mich nicht hineinzusteigern in meine

Zweifel. Ja, ich wusste, die Leber könnte vielleicht doch nicht das passende Organ für Hendrik sein. Aber warum sollten wir kein Glück haben? Warum sollte es nicht gut gehen? Unsere Community betete für ihn, und ich betete für ihn. Lange war der Glaube für mich kein großes Thema gewesen – vielleicht auch eher die Kirche nicht, während mein Glaube an etwas Höheres immer in mir präsent gewesen war. Wie ein Funke, den ich zwar gehütet, aber nicht sonderlich angefacht hatte. Seit Hendrik krank war, hatte sich das verändert. Es war unfair, dass es ihm so schlecht ging. Hendrik war immer schon ein empathischer und verlässlicher Mensch gewesen, der viel für andere tat. Ich musste an eine höhere Macht glauben, die irgendwie für Gerechtigkeit sorgen und sein Schicksal zum Guten wenden würde. Vielleicht war das nicht logisch, zu klein gedacht, aber darum ging es auch gar nicht. Wenn man Angst hat zu fallen, hält man sich an dem fest, was man zu fassen bekommt. Letzten Endes sind Gebete ein tiefer Herzenswunsch, gebündelte positive Energie, von der man sich erhofft, dass sie von einer höheren Macht in die richtige Richtung gelenkt wird. Und wenn man fest daran glaubt, so als hätte sich das bereits manifestiert – wie meine Freundin Randa das immer tut –, vielleicht macht es dann ja wirklich einen Unterschied.

Später saßen wir zu dritt zusammen und ließen die vielen Jahre unserer Freundschaft Revue passieren. So viele Erinnerungen kamen auf. Meilensteine im Leben, die Danny, Nadine, Hendrik und ich gemeinsam gefeiert hatten. Wir wünschten uns so sehr, dass dies ein weiterer wäre.
Dann schrieb Hendrik, das Spenderorgan sei sehr groß. Erste Zweifel schlichen sich ein. Was jetzt? Diese Gefühle zwischen Hochstimmung, Hoffnung, Panik, Nicht-wahrhaben-Wollen ... sie waren fast nicht auszuhalten. Die Kinder spielten auf dem Boden, die Musik war leiser, unsere Zweifel wurden lauter. Schließlich war es Gewissheit: Das Organ passte nicht.

Für einen Moment dachte ich, ich würde fallen. Tief, immer tiefer, in ein schwarzes Loch hinein.
Hendrik war es, der mich auffing, er kam wieder nach Hause, keine vier Stunden nach dem Anruf.
Er nahm mich in den Arm, sagte vernünftige Sachen wie: „Guck mal, wir wissen doch jetzt, dass es klappt, dass wir einen Anruf kriegen. Wenn nicht dieses, dann nächstes Mal. Sie haben uns ja gesagt, das ist ganz normal, dass von den Organangeboten mehrere nicht passen. Wir geben nicht auf, wir ziehen das durch. Alles wird gut …" Und wie so oft war er es, der Kraft gebraucht hätte – und mich aufbaute.

Auf Instagram, wo immer noch hoffnungsvolle Nachrichten eintrafen, postete ich erst mal nur ein Bild mit einem Text:
Hendrik ist wieder zu Hause. Das Organ hat nicht gepasst … Wir haben den Schock jetzt erst mal verarbeiten müssen. Wir wissen, dass dies bis zu fünfmal nicht ungewöhnlich ist. Dennoch hatten wir große Hoffnung. Wir wissen aber jetzt, dass es sicher in naher Zukunft so weit sein kann.

Für den Moment musste das reichen, wir würden die Menschen in den nächsten Tagen auf den neuesten Stand bringen. Jetzt wollte ich nur in dieser Blase sein, mit Hendrik, Nadine, Danny, den Kindern. Später, als die Kinder im Bett und wir allein waren, lag Hendrik erschöpft auf dem Sitzsack. Ich machte mich ans Aufräumen.
An diesem Tag war ich durch die emotionale Hölle gegangen. Jetzt zog ich Resümee. Die Kinder hatten einen wunderbaren Tag gehabt. Wir hatten einen Anruf bekommen. Das bedeutete: Hendrik war so krank, dass er tatsächlich oben auf der Liste war. Wir mussten nur bis zum nächsten Anruf durchhalten. Jeden Moment konnte es wieder so weit sein.

HENDRIK

Die Enttäuschung war groß, doch statt mir hatte ein anderer Mensch an diesem Tag eine Leber bekommen, das tröstete mich. Ich war auch froh, dass Denise nicht zusammengebrochen war. Es war ein harter Kontrast zwischen Hoffnung und Realität. Doch es half ja nichts, damit zu hadern oder sich zu fragen, warum ausgerechnet diese Leber zu groß gewesen war. Ich bemühte mich, das Ganze rational zu sehen: Es hatte ein Angebot gegeben, das nicht gepasst hatte. Also warteten wir auf das nächste. Wir mussten Geduld aufbringen und durften nicht die Nerven verlieren. Allein schon der Kinder wegen.

Josie hatte mitbekommen, dass etwas nicht stimmte. „Wird der Papa jetzt nicht wieder gesund?“, fragte sie.

„Doch, das wird er“, beruhigte Denise sie. „Nur noch nicht so schnell. Aber bald.“

Und so machten wir weiter und gaben uns gegenseitig Halt.

Denise drängte, ich solle essen, also aß ich. Und nahm weiter ab. Ich aß mehr, erbrach, nahm weiter ab. Auf meinen Körper hatte ich wenig Einfluss, doch auf meine Einstellung. Also konzentrierte ich mich auf die guten Momente und zeigte meiner Familie, dass ich nicht nachließ. Und ich musste ja auch fit genug für die Operation sein.

Innerlich war ich nicht ganz so locker, wie ich tat. Denn da war die Sache mit meiner Pfortader.

In den Wochen nach der Not-OP hatte sich ein Blutgerinnsel in ihr gebildet. Mehrere Ursachen kamen infrage: Da war der verlangsamte Blutfluss Richtung Leber aufgrund der Vernarbungen. Dazu der erhöhte Druck in dem Gefäß. Außerdem wirkte sich die Leberzirrhose ja auf die Zusammen-

setzung meines Blutes aus. Wegen der niedrigen Anzahl an Blutplättchen bekam ich Gerinnungsfaktoren, die das taten, was ihr Name besagte: Sie sorgten dafür, dass ich im Falle einer Verletzung nicht verblutete, sondern das Blut gerann. Das allein schon war Voraussetzung, um eine Transplantation zu überstehen. Das Problem: Das Blutgerinnsel, das sich gebildet hatte, drohte den Blutfluss von den Verdauungsorganen zur Leber völlig zu blockieren. Wenn die Pfortader komplett zuging, würde die neue Leber ebenfalls versagen, da sie nicht ausreichend mit Blut versorgt würde. Dann war eine Transplantation ausgeschlossen.
Und damit nicht genug: Die Blutgerinnsel konnten während der Transplantation in die neue Leber wandern und deren Gefäße verstopfen. Was zu einer Schädigung des Organs führen würde. Die Thrombose hatte mich aufgrund ihrer Gefährlichkeit weiter oben auf die Liste katapultiert. Schritt sie jedoch voran, würde sie eine Transplantation unmöglich machen. Ich war in einen Teufelskreis geraten! Wenn sich nicht dringend ein neues Organ auftat, würde ich da nicht mehr herauskommen. Das Ganze war also zeitsensitiv. Auch wenn ich Denise beruhigte: Entspannt war die Situation nicht. Es konnte ganz schnell gefährlich werden. Und damit zu spät für eine Transplantation.

DENISE

Aus einer Woche Warten wurden zwei, dann drei. Dann ein Monat. Und noch immer kam kein Anruf. Ich bewunderte Hendrik, wie er sich immer wieder aufrappelte. Die Medikamente hielten ihn am Leben, aber es war auch seine positive Einstellung, seine innere Stärke. Ich liebte ihn so sehr, wusste ich doch, dass er all das für mich, für uns auf sich nahm.

In mir sah es mit jedem Tag, der verstrich, anders aus. Ich war stark angespannt, jedes Klingeln des Telefons trieb meinen Puls in die Höhe. Es ließ mich hoffen, ganz kurz, um dann aufs Neue enttäuscht zu werden.
Als ganze drei Monate vergangen waren und immer noch kein Anruf gekommen war, fragte ich mich, ob sie uns vergessen hatten. Gut, dass ich nicht vorher gewusst hatte, wie lange die Wartezeit sich hinziehen würde. Ich wäre verzweifelt gewesen.
Dreizehn Wochen nach dem ersten Anruf klingelte das Telefon. Es war mitten in der Nacht. Hendrik nahm den Anruf entgegen, im nächsten Moment stellte er auf laut, und wir waren beide hellwach. „Wir haben ein Organangebot für Sie." Mein Blick flog zu Hendrik, ich drückte seine schmale Hand. „Wir müssen allerdings gleich sagen, dass Sie nur ein Back-up sind, falls die Leber dem anderen Empfänger nicht passt. Es handelt sich dabei um eine sehr, sehr junge Person. Bitte kommen Sie schnell in die Klinik."
Ein Kind? Ein Teenie? Ein Kind brauchte eine Leber, und wenn es leer ausginge, sollte Hendrik davon profitieren? Wir sahen uns an und dachten genau das Gleiche.
„Das kann ich nicht", sagte Hendrik.
Ich stellte mir vor, wie es wäre, wenn eines unserer Kinder ein Organ brauchte und es zu groß wäre ... Bei der ersten Leber war es Hendrik so ergangen, in seinem Bauchraum war nicht genug Platz gewesen. Aber ein Kind ... das hatte eine andere Dimension. Als Eltern von fünf Kindern hätten wir es nicht fertiggebracht, auf dieses Organ auch nur zu hoffen. Ich hatte auch meine Zweifel, ob Hendrik mit dieser Leber überhaupt leben könnte. Andererseits: „Es wäre ja nicht so, als würdest du dem Kind die Leber wegnehmen."
„Klar, das nicht", sagte er. „Aber überleg mal. Wenn ich das Organ bekäme, dann würden wir nie sicher sein, ob das Kind überhaupt noch rechtzeitig ein anderes Angebot bekommen hätte. Wir hätten keine Möglichkeit, das herauszufinden."

„Und würden uns ein Leben lang fragen, ob es überlebt hätte." Was für eine schreckliche Situation.

„Lass uns hoffen, dass die Leber die richtige für das Kind ist und ich schnell wieder nach Hause komme."

Wir waren uns absolut einig. Hendrik machte sich auf den Weg, er fuhr selbst. Er wollte niemanden wecken, denn er ging davon aus, dass er noch in dieser Nacht wieder aus der Klinik entlassen würde. Auf Instagram postete ich nur einen Telefonhörer, das Zeichen für den Anruf. Unsere Community wusste, dass wir uns unter Umständen für einige Tage nicht melden würden. Inzwischen hatten wir viele Follower, die selbst krank waren oder kranke Angehörige hatten. Viele mussten auf andere Weise einen Schicksalsschlag verkraften. Auch einige Transplantierte waren dabei. Sie machten uns so viel Mut, erzählten, wie es bei ihnen gelaufen war. Wie konnte das sein, dass Fremde uns so bereitwillig ihre Zeit schenkten, positive Energie schickten, ihre Geschichten mit uns teilten ...? Das bedeutete uns unsagbar viel. Wir bekamen all das Gute zu spüren, das entsteht, wenn Menschen sich zusammenschließen und diesen Raum, der sich zwischen ihnen bildet, mit guten Gedanken und Mitgefühl füllen. Es waren nervenzehrende Zeiten. Unsichere Zeiten. Doch auf die Menschen um uns herum war Verlass.

HENDRIK

Mit gemischten Gefühlen fuhr ich los. Die Leber war kostbar, sie durfte auf keinen Fall verschwendet werden. Ich wollte den Gedanken nicht weiterdenken, was wäre, wenn sie tatsächlich nicht passte. Es war eine schwierige Situation, denn wir hatten so viele Wochen auf den Anruf gewartet. Immerhin wussten wir jetzt, dass sie uns nicht vergessen hatten.

Mit diesen Gedanken im Kopf fuhr ich auf den Autobahnzubringer Richtung Essen – als sich ein großer, blinkender Transporter direkt vor meiner Nase querstellte und die Fahrbahn blockierte. Die Aufschrift „Schwerlasttransport" leuchtete mir entgegen. Das durfte doch nicht wahr sein! Solche Dinge passieren immer genau dann, wenn man es eilig hat. Und eilig hatte ich es – für den Fall, von dem ich gar nicht wollte, dass er eintraf.

Ich fuhr näher ran und ließ das Fenster herunter.

„Ich muss dringend hier durch!", rief ich.

„Das geht nicht. Ist abgesperrt, Schwerlasttransport."

Das sah ich selbst.

„Es ist wirklich dringend. Ich bekomme ein Organ."

Der Mann sah mich an, als verstünde er kein Wort. Ich erklärte ihm in einer Ruhe, die ich in dieser Situation eigentlich nicht spürte, warum ich ganz unbedingt weitermusste.

Endlich begriff er, und dank eines abgesetzten Funkspruchs durfte ich schließlich durch die Sperre fahren.

In der Klinik unterzog man mich den gewohnten Untersuchungen. Zwei Stunden später machte ich mich auf den Weg nach Hause. Das Kind hatte die Leber bekommen, alle Faktoren hatten gepasst.

Denise und ich waren erleichtert. Und andererseits? Rannte mir die Zeit immer schneller davon.

H: Hast du damals manchmal gezweifelt? Ob noch rechtzeitig eine Leber kommen würde?

D: Natürlich habe ich gezweifelt. Die Zweifel haben mir Angst gemacht, panische Angst. Besonders nachts.

H: Da haben wir nie so drüber gesprochen. Wir haben immer versucht, positiv zu bleiben, uns zu sagen, es wird passieren.

D: Du musstest genug aushalten, das wollte ich nicht auch noch auf dich abladen. Allein die Nebenwirkungen von diesem Medikament ... Spironolacton. Weiß du noch?
H: Wie könnte ich das vergessen.

HENDRIK

Es sind schon eine Menge Dinge, die man im Leben einstecken und auch verarbeiten muss. In der Welt der Kranken gelten andere Gesetze. Man fokussiert sich voll und ganz darauf, zu überleben. Und nimmt dabei etliches in Kauf. Wo ist die Grenze, was hält man noch aus?
Ich denke an Anna. Ich denke an unsere Follower, die krank sind, die Krebs haben, eine Chemo bekommen, die Haare verlieren. Angestarrt werden von der Welt da draußen.
Unsere Gesellschaft versucht inzwischen vermehrt darauf zu achten, dass Menschen nicht wegen Äußerlichkeiten herabgesetzt werden. Dass nicht über ihr Aussehen, ihr Gewicht, ihr Erscheinungsbild geurteilt wird. Dass niemand diskriminiert wird. Es ist wichtig, sich dafür einzusetzen. Doch Schwerkranke haben oft keine Lobby. Weil sie aus der Welt verschwinden. Viele von ihnen meiden die Welt der Gesunden, wenn sie erlebt haben, wie sie ausgegrenzt und herabgesetzt werden.

Ich konnte kräftemäßig nicht oft das Haus verlassen, doch auch ich brauchte frische Luft, ein bisschen Sonne. Und die Kinder wollten raus. Als mich die Blicke trafen, berührte mich das unangenehm. Wäre ich allein unterwegs gewesen, hätte ich mir vielleicht gesagt: Egal, das sind Momentaufnahmen, die kennen dich nicht, vergiss es.

Aber Denise war dabei. Und sie spürt alles, besonders, wenn es Menschen betrifft, die unter ihrem Schutz stehen. Es tat ihr weh, es machte sie wütend. Und da waren die Kinder. Ich wollte nicht, dass sie sich fragten: Warum gucken die Leute so komisch? Stimmt was nicht mit Papa?
Was nicht mit mir stimmte, war einmal der überdimensionale Bauch. Und es waren die Nebenwirkungen vom Spironolacton, das die Ausscheidung von Flüssigkeit fördern sollte. Das Medikament wirkt als Testosteronblocker. Im Gegenzug ist das weibliche Hormon Östrogen erhöht – und das kann besonders bei Langzeiteinnahme zu einer Zunahme von Brustgewebe führen, auch bei Männern. Zum einen war dadurch mein Krebsrisiko erhöht. Ich musste regelmäßig zum Frauenarzt, um mich abtasten zu lassen. Zum anderen war das Wachstum von Brustgewebe deutlich sichtbar, und es fiel auch anderen auf. Eine Weile konnte ich mich unter Jacken verstecken. Dann wurde es Sommer.

Manchmal fragte ich mich, was noch kommen würde. Diese Demontage des Erscheinungsbilds ... die nimmt man hin, wenn es ums Überleben geht. Doch natürlich macht das was mit einem.
In meinem Fall ging es nicht so sehr um den Selbstwert. Denise und die Kinder liebten mich so, wie ich war. Für sie war das überhaupt keine Frage. Doch ich wurde mir selbst fremd. Mein Körpergefühl veränderte sich, während der Körper schmerzte, ungewöhnliche Proportionen annahm und ich extrem viel Muskelmasse verlor. In einem Winkel meines Kopfes war ich noch der fitte Dad. Das Bild, das ich von mir selbst hatte, war ja über Jahre hinweg gewachsen. Jetzt aber?

Der Körper hatte seine Macken, ich war unglaublich erschöpft. Immer öfter fühlte ich mich dem Tod näher als dem Leben.

DENISE

Wochen und Monate vergingen, ständig klingelte das Telefon, kein einziges Mal war es die Klinik. Hendriks Verfall war am Anfang so rapide gewesen, jetzt ging er schleichend voran. Ich wusste nicht, was mir mehr Angst machte. Immer wieder musste er mir versprechen: Ich werde nicht sterben. Und noch immer hielt ich mich daran fest.

Nervlich war ich extrem angespannt. Jeder einzelne Tag zehrte an Hendrik, und er zehrte an mir. Ich war gefangen zwischen dem Schmerz, ihn dermaßen leiden zu sehen (auch wenn er glaubte, er könnte das vor mir verstecken), und der wachsenden Panik, ihn zu verlieren. Sie begleitete mich jetzt schon über fünf Jahre und hatte sich in den letzten Monaten zu einem Knoten in meinem Magen verdichtet. Während ich auf diesen einen erlösenden Anruf wartete, stand mein ganzer Körper unter Stress. Mein Nacken war steinhart, so oft zog ich die Schultern hoch, aus Angst vor dem nächsten Schlag, den das Leben uns versetzte. Gleichzeitig drückte die ganze Last, die wir schulterten, mich herunter, und mein Körper verhärtete nur noch mehr. Ich war nervös, hektisch, alles drehte sich um mich, dabei musste ich unbedingt Ruhe bewahren, die Fäden in der Hand, zu Hause alles am Laufen halten.

In diesen Monaten wurde mir klar, wie viel Angehörige zu tragen haben, wenn ein geliebter Mensch sterbenskrank ist. Ich spürte auch immer klarer, wie unterschiedlich das war, was Hendrik und ich zu bewältigen hatten. Dabei sagte ich mir wieder und wieder, dass er es doch war, der krank war, nicht ich. Dass ich kein Recht hätte, mich dermaßen schlecht zu fühlen. Während er genau spürte, wie es mir ging und sich deshalb schuldig fühlte. Nicht, dass er es gezeigt hätte. Aber das musste er auch nicht, ich durchschaute ihn sowieso.

Es waren die immer gleichen Muster, in denen wir beide steckten, doch wenn ich ihnen auf den Grund ging, sah ich nur eines: Liebe. Aus Liebe zueinander fühlten wir uns schuldig. Weil Liebe in uns den Wunsch freisetzte, den anderen glücklich zu sehen.

Da waren so viele Momente, die mir ans Herz gingen. Wie Josie sich zu ihm setzte, wenn er auf dem Läufer im Bad lag. Praktischerweise hatte sie ihre Puppe dabei, die gebadet werden sollte. Hendrik setzte sich auf, füllte die winzige Wanne mit Wasser, und gemeinsam seiften sie die Puppe ein.

Die Kinder waren erfinderisch. Wenn Hendrik auf dem Sitzsack im Wohnzimmer lag, holten sie Stapel von Büchern zum Vorlesen oder legten die Memory-Karten aus. Carlie hatte ein Steckspiel mit verschieden großen Möhren, das spielten sie und Hendrik rauf und runter. Und wenn die Kinder spürten, dass es zu anstrengend für ihren Papa wurde, dann durfte er Publikum spielen, sich zurücklehnen, und sie tanzten ihm etwas vor.

Sie spielten so selbstvergessen miteinander, dass ich vor Rührung schon wieder weinen musste. Unweigerlich dachte ich, ob das nicht alles Erinnerungsbilder waren, die Hendrik für die Kinder schuf, damit sie etwas hätten, wenn er nicht mehr da wäre. Dann zogen sich meine Augen vor Schmerz zusammen, ich wandte mich ab, suchte nach Ablenkung.

Instagram war in dieser Zeit meine Rettung. Es tat so gut, über Dinge zu reden, die mir abseits der Krankheit gerade in den Sinn kamen. Content zu schaffen, ist Arbeit, und ich liebte sie. Genauso liebte ich den Austausch mit den Menschen, die sich hinter den Profilen verbargen und dabei so offen mit ihren Gefühlen umgingen.

Mit dabei war natürlich Randa, die mich seelisch so sehr unterstützte. Randa ist überzeugt davon, dass wir Dinge – unsere Gedanken, unsere Gefühle – manifestieren können. Sie spricht über das, was sie sich von Herzen wünscht, so, als wäre es bereits eingetroffen. Und das tat sie auch auf Instagram:

AFFIRMATION FÜR HENDRIK

HENDRIK HAT DAS PASSENDE ORGAN ERHALTEN!
HENDRIK HAT DIE OP SEHR GUT ÜBERSTANDEN!
HENDRIK IST KERNGESUND!

@randa_and_the_gang

Immer wieder stoppte sie meine angstvollen Gedanken, wenn diese in einer Abwärtsspirale landeten. Unermüdlich erinnerte sie mich daran, an das Positive zu glauben. Und etliche Male hielt sie mich davon ab, in einen Abgrund zu stürzen. Sie und Hendrik konzentrierten sich unermüdlich darauf, dass alles gut werden würde. Manchmal, wenn die Realität um mich herum so düster schien, waren ihre Worte wie ein Leuchtfeuer, an dem ich mich orientierte, um nicht unterzugehen.

Wo ist die Grenze zwischen unsäglicher Traurigkeit und Depression? Gibt es da überhaupt eine? Oder sind es zwei verschiedene Farben des Verzweifelns? Ich weiß nur, dass ich Hendrik und Randa unendlich viel zu verdanken habe. Und dass meine Community in dieser Zeit nicht nur meine Rettung war, sondern auch der Therapieplatz, auf den ich in der sogenannten wirklichen Welt Jahre hätte warten müssen.

Die Menschen, die Hendrik und ich auf unsere Reise mitnahmen, brachten uns immens viel Mitgefühl entgegen. Ich hätte so gern eine gute Nachricht für sie gehabt. Sie grenzten Hendrik auch nicht aus, es gab keinen einzigen bösen Kommentar zu seinem Erscheinungsbild. Er musste sich nicht verstecken, und das war gut. Denn er hatte eine ganze Menge zu sagen. Das waren nicht nur Durchhalteparolen. Durch seinen täglichen Kampf, stark zu bleiben, half er denen, die eine ähnliche Phase im Leben durchmachten, und schenkte ihnen Mut.

Alte Menschen und Kranke, die von unserer Gesellschaft häufig übersehen werden, haben so viel zu geben. Weisheit, Trost – und auch Kraft. Selbst wenn sie ihnen immer schmerzlicher abhandenkommt.

HENDRIK

Der dritte Anruf erreichte uns Ende September in der Nacht gegen vier. „Kommen Sie ganz in Ruhe", hieß es. Die Spenderin war hirntot, das Organ noch in ihrem Körper.

Es reißt an einem, das zu hören. Trauer, der Schmerz der Angehörigen, Demut, Dankbarkeit breiteten sich auf der emotionalen Landkarte vor mir aus, als ich mich auf den Weg in die Klinik machte.

Die Organentnahme war für mittags um dreizehn Uhr angesetzt. Also blieb Zeit genug für meine Untersuchungen, Zeit genug, mich darauf vorzubereiten. Auch Zeit genug für den zuständigen Arzt, die Patientenakte genauer zu studieren.

„Wir haben ein Problem, Herr Verst", sagte er am Morgen zu mir. „Die Spenderin hatte vor sechs Jahren Brustkrebs. Das bedeutet, dass das Krebsrisiko bei Ihnen steigt."

Das musste ich erst mal sacken lassen. Die Immunsuppressiva, die ich seit der Diagnose einnahm, und auch diejenigen, die nach einer Transplantation dafür sorgen würden, dass mein Körper die Leber nicht abstieß, konnten zu Hautkrebs, Lymphomen und verschiedenen anderen Karzinomen führen. Andererseits hatte die Frau ihre Krankheit überstanden, und ihr Organ wurde mir angeboten. Seit dem zweiten Anruf waren fast vier Monate vergangen. In meinem Körper tickte eine Zeitbombe, die Pfortaderthrombose. Ein

Ast war frei, weil ich die Höchstdosis Heparin gespritzt bekam, was wiederum mein Risiko erhöhte, zu verbluten. Alles in allem gab es keine Garantie, dass ich noch rechtzeitig ein anderes Organ bekommen würde. Es gab allerdings auch keine Garantie, dass nicht morgen oder in einer Woche ein weiterer Anruf käme.

Ich konnte das nicht allein entscheiden, also rief ich Denise an, erklärte ihr die Situation.

Sie war mit den Kindern ins Eltern-Kind-Café gefahren, weil sie das Warten kaum noch aushielt.

„Was soll ich tun?", fragte ich.

„Ich kann dir das nicht sagen", meinte sie. „Ich habe Angst vor dem erhöhten Krebsrisiko." Wir waren ratlos, wussten nicht, was wir tun sollten.

„Frag doch deine behandelnden Ärzte", sagte sie dann. „Sie kennen dich, und sie kennen das Risiko. Frag sie, was sie tun würden, wenn ihnen das Organ angeboten würde."

Das machte ich dann auch.

All meine Ärzte waren sich einig, meinten, sie würden das Organ an meiner Stelle nehmen. Zumal es mir definitiv schlechter ging.

Hoffnung machte sich in mir breit, dass das Warten endlich ein Ende hätte.

Ich durchlief alle notwendigen Untersuchungen, zog das OP-Hemd an. Ein Pfleger schob mich nach unten in den OP-Vorbereitungssaal. Die OP-Pflegerin kontrollierte den Zugang. Mein Herz pochte vor Aufregung. Schon öffnete sich die Tür zum OP, ein Arzt kam zu mir.

Die Leber war völlig verfettet. In ihrem Zustand war sie als Spenderorgan nicht mehr zu gebrauchen. Zwei andere Patientinnen oder Patienten würden dank der Verstorbenen eine neue Niere bekommen, doch ich musste wieder in meine Kleider schlüpfen, nach Hause fahren und es Denise beibringen.

Vielleicht ist es besser so, sagten wir uns. Vielleicht wäre das Krebsrisiko in meinem Fall doch zu hoch gewesen.

* * *

Wie motiviert man sich, trotz allem durchzuhalten?
Ich weiß nicht, wie Anna es damals schaffte, von Chemo zu Chemo, von Bestrahlung zu Bestrahlung. Ich war zu klein, um es überhaupt zu verstehen. Und sie war auch so jung, dachte sie überhaupt darüber nach? Sicher spürte sie es, wie ihr Körper immer wieder einen Schlag abbekam, wie er zu regenerieren versuchte und dann schon die nächste Dosis Chemo oder Strahlen abbekam und wieder die nächste. Aber sie machte weiter, hielt ein ganzes Jahr lang durch.
Man dreht seine Kreise, ein Morgen nach dem anderen, und mit der Zeit wird alles vertraut: der Schmerz, die Übelkeit, die Benommenheit. Irgendwann ist Abend, die Nächte fürchtet man, denn man kann kaum schlafen, möchte niemanden wecken, und da ist nichts, was einen ablenkt.
Dann fühlte ich mich Denise so nahe, dachte an die Nächte, die sie allein verbracht hatte, am Fenster stehend, während ich im Krankenhaus war. Wenn ich nicht schlafen und auch nicht mehr liegen konnte, hielt ich Ausschau nach dem Fuchs und dem großen Hasen. Und ich sah nach den Kindern, ganz leise, wachte darüber, dass Matheo nicht schlafwandelte, dass keine bösen Träume sie heimsuchten.
Die Antwort auf die Frage, wie ich es schaffte, mich immer neu zu motivieren, war im Grunde simpel: Ich hatte Denise und die Kinder.
Irgendwie schien es, als hätte jeder in unserer Familie Verantwortung übernommen, damit ich das hinbekam und wir als Ganzes weiter existierten. Die Liebe der Kinder, ihre Selbstverständlichkeit, mich nicht allein zu lassen. Die

Liebe von Denise, die Angst, die sie um mich hatte, das Beschützenwollen. Und meine Liebe für sie alle, meine Geduld, meine Ruhe. All das griff ineinander wie Zahnräder. Jeder tat das Seine dazu, damit alles wieder gut werden würde.

Denise war es gewesen, die als Erste ausgesprochen hatte, dass sie sich eine große, wirklich große Familie wünschte. In Momenten wie diesen spürte ich die geballte Kraft meiner Familie, die Liebe, die sich durch unsere Kinder noch mal potenzierte.

Was ich wohl getan hätte, wenn ich allein gewesen wäre? Ob ich mich längst aufgegeben hätte?

Mit Mitte dreißig lag theoretisch noch so viel Lebenszeit vor mir. Aber hätte ich aus mir selbst heraus die Kraft aufgebracht, durchzuhalten? Ich hoffe es! Denn das Leben hält für uns alle so viele Überraschungen, so viele unverhoffte Wendungen parat. Wir wissen schlichtweg nicht, was hinter der nächsten Wegbiegung auf uns wartet. Keiner weiß es. Ich hatte doch selbst keine Ahnung gehabt, was passieren würde, nachdem ich mich auf dieser Dating-Seite angemeldet hatte. Als Denise mir ihr „Hi" geschrieben und ich darauf geantwortet hatte. Von meinen Eltern hatte ich Geborgenheit erfahren. Doch ich hatte nicht geahnt, dass ich so lieben könnte und so geliebt werden würde wie von Denise und den Kindern. Bedingungslos, vorbehaltlos, auch dann noch, als alles danach aussah, dass sie mich verlieren könnten. Meine Leber hatte versagt, aber mein Herz schlug. Für sie.

DENISE

Am 23. Oktober 2021 klingelte das Telefon, wieder war es Nacht. Auch diesmal drängte die Zeit nicht so sehr, das Organ sollte erst am kommenden

Mittag entnommen werden. Dennoch war an Schlaf nicht mehr zu denken. Hendrik fuhr in die Klinik und durchlief seine Untersuchungen. Ein Jahr lang hatte er sich jetzt bereits durchs Leben geschleppt.
Mittags rief er an, sagte, es würde noch dauern. Meine Freundin Julia kam vorbei, passte auf die Kinder auf. Ich machte mich auf den Weg zum Corona-Testzentrum. Der Test war negativ, an diesem Tag durfte ich Hendrik mit Maske im Eingangsbereich der Klinik sehen. Es war das erste Mal, dass ich dabei war. Ich konnte ihn ein bisschen ablenken, doch die langen Stunden der Ungewissheit lasteten auf uns, wieder spürten wir, wie Zweifel in uns hochkrochen. Am Abend fuhr ich nach Hause, um die Kinder ins Bett zu bringen. Unterschiedliche Gefühle tobten in mir, ich fand das Leben so unglaublich ungerecht. Gegen 21 Uhr kam endlich eine Information aus der Pathologie. Das Organ war nichts für Hendrik.
Julia fuhr nach Essen und holte Hendrik ab. Den ganzen Tag über hatte er nüchtern bleiben müssen, und das in seinem Zustand. Die beiden hielten bei einem McDonald's.
In der Nacht sprachen Hendrik und ich lange. Das Fazit: Zwischen dem dritten und dem vierten Anruf hatten nur vier Wochen gelegen. Das machte uns Hoffnung, darauf konzentrierten wir uns jetzt.
Am nächsten Morgen wandten wir uns nach dem Aufwachen an unsere Community.
„Wir haben beschlossen, dass das gestern nicht passiert ist. Wir machen genauso weiter wie vorher. In der Ecke sitzen und weinen bringt nüscht. Das macht einen auch nicht gesünder. Optisch sind wir gerade nicht so der Kracher, aber das lässt sich ändern. Deswegen geht es jetzt erst mal ins Bad."
Noch während wir redeten, klingelte Hendriks Telefon. Wir fuhren zusammen. In diesem Moment bekamen unsere Follower hautnah mit, wie sich das anfühlte. Doch es war falscher Alarm, ein Freund rief an.

Nachdem ich mir einen Kaffee gemacht hatte, denn #kaffeeregelt ja bekanntlich, machten wir weiter mit der Story, rissen ein paar Witze über den ganzen Zucker, den Hendrik in seinen Kaffee löffelte, und was die Leberärzte wohl dazu sagen würden. Wir brauchten dieses Ventil, wollten kurz abschalten, Scherze machen, mit den Leuten lachen. Viele andere Kranke schrieben uns, dass ihnen das durch den Tag half. Auch sie konnten dadurch mal ein paar Minuten Pause von ihrem Elend machen. Und diejenigen, die das Glück hatten, nicht krank zu sein, verloren vielleicht ein bisschen die Scheu, die Berührungsangst. Sie merkten: Es fühlt sich nicht alles schwer an, wenn jemand todkrank ist.
Deswegen zogen wir unsere Stories in dieser Zeit am liebsten ironisch auf. Und auch wenn unser Alltag in der Summe hart war, gab es gute Momente, und die wollten wir festhalten und teilen. Wir merkten auch, dass wir in gewisser Weise abstumpften. Bei der ersten Leber war die Hoffnung so riesengroß gewesen und die Enttäuschung nicht minder. Jetzt aber, nach dem vierten Organangebot, waren wir zwar enttäuscht, es schlich sich aber auch Wut in unser Gefühlschaos. Wut auf das Universum. Warum hatte die Leber schon wieder nicht gepasst?
Dann ließen wir auch die Wut los, denn sie brachte genauso wenig wie Weinen und Selbstmitleid.

Ja, gute Momente gab es zweifellos. Doch es waren eben Momente. Dazwischen mussten wir eine Menge Zeit einfach aushalten.
Freunde, die uns besuchten, weinten, wenn sie Hendrik sahen. Randa kam mit ihrem Mann aus Berlin. Später erzählte sie mir, sie und Dominic hätten nach dem Besuch erst einmal am Straßenrand anhalten und weinen müssen. Nur Hendrik sagte immer wieder diesen einen Satz: „Das wird schon." Dann strahlte er uns an, und wir glaubten ihm.

Nach außen funktionierte ich, innen bestand ich in diesen Tagen nur noch aus Angst. Die Situation war kaum mehr auszuhalten, Hendriks Leiden noch weniger. Ich näherte mich diesem Punkt, vor dem ich mich so gefürchtet hatte: dem Loslassen.

Hendrik hielt durch. Noch.

In den Gesichtern der Ärzte las ich die Wahrheit. Lange hatten wir nicht mehr.

DAS GESCHENK **DES LEBENS**

26.11.2021

HENDRIK

Zwanzig Uhr, Schlafenszeit. Ich saß oben im Zimmer der Zwillinge. Wie jeden Abend hatte ich ihnen vorgelesen und wollte gerade Matheo zudecken, als mein Handy klingelte. Reflexhaft warf ich einen Blick aufs Display: *Transplantationsmedizin* stand da. Ich ging ran. Wieder hörte ich die vertrauten Sätze, zum fünften Mal inzwischen: „Herr Verst, wir haben ein Organangebot für Sie. Bitte kommen Sie so schnell wie möglich in die Uniklinik."
Ich drückte Matheo und Ella an mich, deckte sie zu und gab ihnen einen Gutenachtkuss. Kurz sah ich noch bei Josie vorbei und drückte auch sie an mich. Dann lief ich die Treppe runter auf der Suche nach Denise.
„Schatz, Leber!"
Ich hätte auch rufen können: „Schatz, ein Amazon-Paket!" Zu diesem Zeitpunkt glaubte ich nicht mehr daran, dass wirklich ein passendes Organ kommen würde. Denise versicherte ich nach wie vor, dass alles gut werden würde. Aber tief in mir drinnen war ich niedergeschlagen. Gleichgültig war mir die Sache natürlich nicht. Aber nach all den Monaten, in denen ich die Fackel der Zuversicht vor mir hergetragen hatte, war ich ganz einfach erschöpft. Körperlich, gefühlsmäßig, mental. Eigentlich kannte ich mich nicht so, doch irgendwie kam ich nicht dagegen an. Ich sah auch keinen Sinn mehr darin, meine letzten Kräfte zu mobilisieren, um dann doch nur wieder enttäuscht zu werden.
„Ich muss ins Krankenhaus. Ich fahr selbst hin, dann habe ich keine Probleme, in der Nacht zurückzukommen", sagte ich zu Denise. „'Ne Tasche werde ich diesmal aber nicht mitnehmen."

Mit der Tasche war es so eine Sache. Vor dem allerersten Anruf hatten wir eine Kliniktasche gepackt, nur noch die Zahnbürste und ein paar Kleinigkeiten hatten gefehlt. Wir hatten vorbereitet sein wollen. Über neun Monate war das jetzt her mit dem ersten Organangebot. Nach der großen Enttäuschung damals war die wartende Tasche wie ein schlechtes Omen für uns gewesen, wir packten keine mehr im Voraus, doch jedes Mal nahm ich eine mit. Omen hin oder her: Dieses Mal würde ich mir den ganzen Zirkus sparen. Es würde ja sowieso nicht klappen. Eine Tasche packen hieß, Erwartungen zu schüren. Keine Tasche packen hieß, nichts zu erwarten, dann tat es auch nicht weh, wenn nichts draus wurde. Und für den höchst unwahrscheinlichen Fall, dass das Organ die richtige Größe hätte und sich nicht im allerletzten Moment als nicht transplantierbar herausstellte, würde ich sowieso erst mal ein OP-Hemd tragen müssen.

Doch ich hatte mal wieder nicht mit Denise gerechnet.

„Auf gar keinen Fall“, schmetterte sie meine Idee ab. „Ich hole jetzt die größte Tasche vom Dachboden, die wir haben.“

Und das tat sie dann auch. Mit einer riesigen Sporttasche stand sie keine zwei Minuten später im Schlafzimmer. „Da passen genug Sachen rein“, sagte sie.

Damit hatte sie recht, da drin hätte eine dreiköpfige Familie ihr Zeug für einen vierzehntägigen Urlaub verstauen können. Entsprechend viel stopfte sie rein, gefühlt alles, was ich besaß. Wäsche, Socken, Hausschuhe, Ladekabel, Tablet, Laptop, Waschutensilien, ich konnte gar nicht so schnell gucken, wie dieses Monstrum sich füllte.

„Was soll ich denn damit?“, fragte ich. *Ich komm doch sowieso gleich wieder nach Hause,* wollte ich sagen, doch sie unterbrach mich, kaum, dass ich den Mund aufmachte. Zum Glück, denn meinen plötzlichen Pessimismus musste ich nun echt nicht auf Denise abladen.

„Du wirst heute Nacht *nicht* nach Hause kommen." Sie klang wild entschlossen. „Du wirst nicht nach Hause kommen, und wenn dieses Organ nicht passt, dann wirst du trotzdem nicht nach Hause kommen. Du wirst sagen: ‚Ich möchte hierbleiben, mir geht es nicht gut.'" Sie holte Luft, ihr Blick wurde eine Spur weicher. „Hendrik, du musst dableiben, damit die sehen, wie schlecht es dir geht. So kannst du nicht nach Hause kommen. Du kannst nicht sagen, wir warten wieder vier Wochen, wir haben diese vier Wochen nicht mehr." Ihre Augen röteten sich, als sie aussprach, was wir beide längst wussten. Viel Zeit blieb uns nicht mehr. Sie schluckte die Tränen runter, redete weiter. „Hörst du mich?"

Ich nickte, verkniff mir ein Seufzen. Keine Ahnung, wie ich das schwere Teil nach unten schaffen sollte. Aber da hatte Denise die Tasche schon geschultert, lief die Treppe hinunter und rief ein Taxi.
Ich verabschiedete mich von Tylie, keine zwei Minuten später fuhr der Wagen auch schon vor. Eine letzte Umarmung, dann stieg ich ein.
„Zur Uniklinik Essen, bitte."

DENISE

Bis heute weiß ich noch genau, wo ich stand, kurz bevor der fünfte Anruf kam: vor dem Bett im Schlafzimmer, in der linken Hand einen Kinderschokoladen-Weihnachtsmann, in der rechten das Handy. Es war mal wieder eine meiner spontanen Ideen. Ich machte eine Story für meine Follower und sagte: „Bitte, lieber Gott, lass das den einzigen Mann sein, mit dem ich heute Nacht das Bett teile." Ich warf den Weihnachtsmann aufs Bett und postete das kurze Video.

Hendrik war oben, brachte Josie und die Zwillinge ins Bett. Kurz danach hörte ich, wie er die Treppe runterkam.
„Schatz, Leber!“, rief er.
Ich sah ihn an, blickte aufs Bett, wo der Weihnachtsmann lag. Was war denn das? „Gerade habe ich in der Story gesagt, dass er heute in meinem Bett schlafen soll und sonst kein anderer Mann.“
Hendrik lachte. „Das kann er gern tun.“
Monatelang hatten wir um eine Leber gebangt. Und jetzt, wo die Zeit drängte, wirkte er so locker, als würde ihn der Anruf kaum tangieren. Ich war mir ziemlich sicher, dass das eine Schutzreaktion war. Dass er in Wahrheit unheimliche Angst davor hatte, wieder enttäuscht zu werden.
An diesem Abend gingen wir beide völlig unterschiedlich mit der Situation um.
Irgendein Gefühl sagte mir, dass es diesmal anders wäre, dass die Leber passen würde. Natürlich hatte ich Angst, meiner Intuition zu vertrauen. Diese inneren Achterbahnfahrten zwischen Hoffnung und Enttäuschung hielt ich kaum noch aus. Und dennoch. Fünf ist unsere Glückszahl, sagte ich mir, fünf Kinder, und das fünfte Organ ist das richtige. Ein kleiner, selbst kreierter Halt in einem Universum, das voller Unsicherheiten steckt. Erst hatte ich mich an Ostern festgeklammert, jetzt an der Zahl Fünf.
Nachdem Hendrik im Taxi losgefahren war, setzte ich mich noch eine Weile zu Tylie ins Wohnzimmer. Sie hatte mitbekommen, dass Hendrik eine Leber angeboten worden war. Sie ahnte auch, dass es langsam eng wurde, sehr eng. Gemeinsam hier zu sitzen und stundenlang zu warten, wollte ich ihr ersparen. Sie spürte meine Anspannung, meine Gefühle übertrugen sich auf sie. Und sie hing ja selbst so an Hendrik. Ich wollte, ich musste sie schützen.
„Was hältst du davon, wenn wir einfach schlafen gehen?“, schlug ich vor. „Und morgen früh, wenn wir aufwachen, hat Papa schon alles hinter sich.“

Es war eine paradiesische Vorstellung. Wegen der Corona-Maßnahmen durfte ich nicht mit in die Klinik und auch nicht vor dem OP warten. Ich konnte nichts für meinen Mann tun, außer zu beten und hier zu Hause dafür zu sorgen, dass es den Kindern gut ging.
Tylie gefiel die Idee, sie zog sich in ihr Zimmer zurück und legte sich tatsächlich früh schlafen.
Auch ich machte mich bettfertig. Auf Instagram hatte ich den Hörer gepostet. Damit verabschiedete ich mich von der Community. Sie würden erst dann wieder von mir hören, wenn ich wusste, wie alles gelaufen war. Ich warf einen letzten Blick auf mein Handy. Hendrik hatte noch nicht geschrieben. Er war so tapfer, ich vermisste ihn jetzt schon so.
Erschöpft schloss ich die Augen. Und die Panik griff nach mir.

HENDRIK

Auf dem Weg in die Klinik machte ich ein bisschen Small Talk mit dem Taxifahrer und rief dann meine Mutter an, doch ich erreichte sie nicht. Als Nächstes war mein Vater an der Reihe, ich erklärte ihm, dass er ein, zwei Tage nichts von mir hören würde, sollte das Organ dieses Mal passen. Er sagte ein paar liebe Worte, es war eine schwierige Situation. Meine Eltern nahm meine Krankheit ziemlich mit, sie hatten ja bereits ein Kind verloren und meine Mutter später dann Alfons.
In der Klinik angekommen, hievte der Taxifahrer die schwere Tasche aus dem Kofferraum. Ich wusste kaum, wie ich sie bis zum Aufzug schleppen sollte. Unten vor dem Klinikgebäude machte ich noch schnell ein Selfie für Instagram, spreizte die Finger der rechten Hand und schrieb drunter: „Aller guten Dinge sind fünf."

Oben auf Station erntete ich prompt böse Blicke angesichts der Ausmaße meines Gepäcks.

„Herr Verst, ich nehme Ihnen das gerne ab, ich habe aber keine Ahnung, wo ich das hinstellen soll." Der Pfleger runzelte die Stirn, blickte sich um. Der Empfangsbereich war schon vollgepackt mit Patientenakten, Medikamentenwagen und allem, was sich da sonst noch staute. „Wir machen jetzt einen Aufkleber mit Ihrem Namen drauf. Keine Ahnung, wo wir die Tasche lassen sollen, sie ist schon ein bisschen groß." Da hatte er recht.

„Meine Frau hat mich genötigt, sie mitzunehmen", sagte ich mit einem Augenzwinkern. Ich mochte gar nicht dran denken, wie er reagieren würde, wenn ich ihm verklickerte, dass besagte Frau mich nicht ohne neue Leber nach Hause kommen ließe.

Als Nächstes setzte ich mich in ein Übergangszimmer, das kannte ich schon von den letzten Malen. Es dauerte nicht lange, und ein Arzt schaute vorbei, ein großer, kräftiger Mann und eine echte Frohnatur.

„Jetzt machen wir erst mal einen Corona-Abstrich, und wenn alles gut ist, geht's zum Ultraschall", meinte er launig. „Dann gucken wir mal, was Ihre Pfortader so macht."

Nervosität erfasste mich, das Pfortaderthema war alles entscheidend. Es tat gut, dass der Arzt so locker war, es half mir über die Warterei hinweg. Eine Stunde später wussten wir Bescheid: Kein Corona und ein Ast der Pfortader war frei!

Ich kehrte aufs Zimmer zurück und wurde mir selbst überlassen. Als Erstes rief ich Denise an, munterte sie auf. Denise und ich kannten uns längst aus in diesem Spiel, in dem zwei Menschenleben der Einsatz waren. Drei sogar, denn höchstwahrscheinlich hatte man auch für mich einen Back-up-Patienten einbestellt. Ein Mensch hatte sein Leben bereits verloren. Uns anderen blieb nichts übrig, als zu warten.

„Ich melde mich bei dir, wenn ich mehr weiß“, sagte ich irgendwann und versicherte ihr, dass ich sie liebte. Wir sagten es uns bestimmt dreißigmal am Tag, doch nie nutzten sich diese drei Worte ab. Bevor ich sentimental werden konnte, rief ich wieder bei meiner Mutter an, dieses Mal war sie direkt dran. Danach schrieb ich noch rasch ein paar engen Freunden und legte mich dann aufs Bett, um zu dösen.
Ich war wohl tatsächlich eingenickt, als die Tür aufging und zwei junge Pflegerinnen hereinkamen. Ich blinzelte gegen das grelle Licht an, das sie eingeschaltet hatten.
Es war nach eins in der Nacht, die Pflegerinnen waren richtig aufgedreht.
„Wir müssen jetzt Ihre Wertsachen einsammeln. Uhr, Handy, Brieftasche ...“
Das konnte nur eines bedeuten: Ich sollte in die OP-Vorbereitung. Das hieß, dass die Leber größenmäßig passte. Doch ich wagte es nicht, zu hoffen. Zu viel konnte selbst jetzt noch schiefgehen. Schon einmal war ich unten gewesen und dann wieder nach Hause geschickt worden.
Rasch schrieb ich Denise.

27.11.2021, 01:43

Hendrik:

Fahre jetzt runter.Noch keine Info, ob das Organ okay ist.

Denise:

Vielleicht muss es länger untersucht werden? Runter klingt aber gut.

Ich liebe dich über alles <3<3 <3 <3

Ich dich viiiiel mehr.
Meld dich, wenn du wach bist.

Mach ich.

Ab wann kann ich davon ausgehen, es geht los?

Muss Handy ausmachen.
Denke, 2 Stunden.

Oh, fuck, so lange ...

Dann wanderte mein Handy auch schon in die blaue Tupperdose zu meinen anderen Wertsachen. Ich schlüpfte in das OP-Hemd, und los ging's ins Untergeschoss. Erst mal kam ich in den Aufwachraum, wo ich vorbereitet werden sollte. Normalerweise ging es hier ziemlich hektisch zu, Überwachungsmonitore piepsten, Sauerstoff zischte, Pflegerinnen und Pfleger liefen geschäftig zwischen den Betten umher. In dieser Nacht aber war hier niemand außer mir. Es war geradezu gespenstisch. Ich lag da und wartete. Nicht mehr lange, und ich wüsste Bescheid.

DENISE

Meine clevere Idee, die zermürbende Wartezeit einfach zu verschlafen, entpuppte sich schnell als Horrortrip. Ich musste heulen, drehte meine Runden im Schlafzimmer, wieder und wieder. Carlie wachte alle paar Minuten auf, sie spürte meine Anspannung, die inzwischen mit Händen zu greifen war. Er bekommt das Organ, sagte ich mir immer wieder, Hendrik bekommt dieses Organ. Echte Gewissheit hatte ich nicht, von der Klinik rief niemand an. Nachdem Hendrik mir geschrieben hatte, dass es runter ging, rechnete ich mit zwei, drei Stunden: Wenn er sich bis dahin nicht gemeldet hätte, würde er operiert werden. Diese Zeit musste ich irgendwie überstehen.

HENDRIK

Noch immer lag ich im Aufwachraum und wartete. Ein Gefühl für die Zeit hatte ich längst verloren. Wenn ich den Kopf drehte, sah ich die Uhr an der Wand. Kurz vor zwei.

Eine Pflegerin kam zu mir, wir wechselten ein paar Worte. Ein Anruf unterbrach sie. „Warten Sie kurz, Herr Verst", rief sie. „Ich muss mal schnell zur Schleuse."

Ein paar Minuten später kam sie zurück und trug eine große weiße Thermobox. Sieht ein bisschen aus wie vom Lieferdienst, dachte ich noch.

Dann stellte sie die Box auf mein Bett und sagte: „Herr Verst, Sie können sich schon mal bekannt machen. Das hier ist Ihre neue Leber."

Vier Geburten meiner Kinder hatte ich miterlebt. Unfassbare Momente, die alles überstiegen, was ich je an Schönem erleben sollte. Und jetzt wurde mir das Leben erneut geschenkt! Auch das war kaum zu fassen.

Die unterschiedlichsten Gefühle packten mich, ich war erleichtert, gerührt, dankbar, und das alles für Denise und die Kinder. Ich selbst schwebte in diesem Moment zwischen Leben und Tod. Da auf meinem Bett, in der Box, wartete das Leben – und hier war ich, dessen Leber starb und mit ihr Tag für Tag ein Stück mehr von mir. Schon öfter hatte ich Demut gefühlt, doch nie zuvor in diesem Ausmaß.

Ich selbst war bei alledem jedoch nicht so wichtig. Wichtig waren Denise, die Kinder, meine Eltern. Gab es irgendetwas, was ich versäumt hatte zu tun? Fehler, die ich gemacht und nicht mal realisiert hatte? Die Gedanken wirbelten nur ein paar Atemzüge lang durch meinen Kopf. Dann packte mich die Nervosität, und ich spürte, was dahinter wartete: die Angst, die schwere OP nicht zu überleben.
Ich wurde in den OP-Vorbereitungsraum geschoben, kletterte von der Liege auf den schmalen OP-Tisch. Eine Narkosepflegerin und ein Pfleger richteten meine Arme aus, brachten Elektroden an und verbanden mich mit den Überwachungsmonitoren. Der Pfleger war schon älter, typisch Ruhrgebiet; er redete locker-flockig daher, und das tat richtig gut, denn seine Sprüche lenkten mich ab. Dann war auch dieser Part der Vorbereitung erledigt.
Mein Puls schlug hart und schnell, ich spürte es an meinem ganzen Körper und sah es auf der Anzeige. Das hier passierte wirklich! Ich bekam eine neue Leber! Jetzt erfasste mich Panik. Zahlen schossen mir durch den Kopf. Jeder Fünfte kam aus der Sache nicht lebend raus, die Ein-Jahres-Überlebensrate lag bei achtzig Prozent. Das Transplantations-Team hier in der Klinik war erfahren, daran lag es nicht. Mein Zustand hingegen war eine Katastrophe. Und was, wenn alles gut ging, wenn ich aus der Narkose aufwachte, aber mein Körper das Organ abstieß? Oder wenn ich ins Koma fiel? Wenn, wenn, wenn ... Ich hätte in diesem Moment alles dafür gegeben, Denise noch einmal sagen zu können, wie sehr ich sie liebte. Und die Kinder ...
Tylor, die mich als Papa angenommen hatte ... die herzensgute, feinfühlige Tylie, die ganz entspannt ihren Weg ins Leben ging, wo auch immer der

hinführte. Josie, die die ersten Jahre ihres Lebens nur dann eingeschlafen war, wenn ich auf der Matratze neben ihrem Bettchen gelegen hatte, die Hand durch die Gitterstäbe gestreckt. Sie war so kreativ, und ihre Augen strahlten, sie konnte mich mit einem Blick um den Finger wickeln. Dann Ella, so ein schlaues Mädchen, realistisch bis zum Gehtnichtmehr. Sie hatte die stärkste Bindung zu Anna, meine Mutter hatte ihr von ihr erzählt. Und obwohl Anna ihr so nahe war, tat Ella jegliche mystischen Gedanken an den Himmel ab: „Anna kann nicht im Himmel sitzen, sie ist ja beerdigt worden." Dann Matheo, so ein sensibler Junge, der mit seinen Autos und Schwertern durch die Gegend rannte und zugleich auf alles verzichten würde, nur damit es seinen Schwestern gut ging. Und Carlie, Carlito genannt, die sich endlich wieder an mich gewöhnt hatte. Unser anfangs so ruhiges Baby entwickelte sich zur Chefin der Familie. Ich konnte mir vorstellen, dass sie, die Kleinste, in wenigen Jahren uns alle im Griff haben und uns sagen würde, wo es langging.

Was, wenn ich zu den zwanzig Prozent gehörte und die Transplantation nicht überlebte – hatte ich meinen Kindern genug gegeben? Hatte ich ihnen oft genug gesagt und auch gezeigt, was sie mir bedeuteten? War ihnen auch wirklich klar, wie sehr ich sie liebte? Denn das war das Einzige, was noch zählte.

Hier, im OP-Vorbereitungsraum, mit der neuen Leber in Reichweite, war ich plötzlich allein. Ich konnte niemanden mehr erreichen. Ich konnte den Pflegerinnen und Pflegern, den Ärztinnen und Ärzten nur immer wieder sagen, dass ich fünf Kinder hatte und eine wundervolle Frau und dass ich das hier überleben musste.

Dann kam die Vornarkose, ein letzter Gedanke an Denise ... und ich schlief ein.

DENISE

Immer wieder ging mein Blick zur Uhr. Zwei Stunden waren vergangen, seit ich zuletzt von Hendrik gehört hatte. Wieder drehte ich meine Runden, zwei Schritte, eine Sekunde, die Zeit verging viel zu langsam. Wenn das Organ wirklich passte ... dann bedeutete das, dass Hendrik bereits in der OP-Vorbereitung war. Dass die Transplantation in Kürze beginnen würde. So eine schwere Operation in seinem Zustand.

Ich setzte mich auf den Bettrand. Googelte Lebertransplantation. Las: Die Operation würde fünf bis acht Stunden dauern. Es handelte sich um eine der schwierigsten Transplantationen. Ich scrollte weiter. Landete bei den Risiken. Erhöhte Blutungsneigung ... Aber die hatte er doch sowieso!
Ich spürte, wie alles in mir fror, ich zitterte, versuchte, das Handy gerade zu halten. Die Überlebensrate lag nach einem Jahr bei 80 Prozent, für den Fall, dass das Organ funktionierte. Tränen schossen mir in die Augen. Hendrik würde bestimmt 80 Prozent lesen, er sah doch immer das Positive. Ich aber las 20 Prozent: Jeder Fünfte überlebte das nicht.
Und so katapultierte ich mich in die nächste Panik.
Dann ging ich mit mir selbst ins Gericht. Hatte ich Hendrik überhaupt klargemacht, dass er mir die Welt bedeutete? Fieberhaft überlegte ich. Was waren meine letzten Worte an ihn gewesen? Ich warf einen Blick auf unseren Chat. Ich hatte ihm geschrieben, dass ich ihn liebte. Aber war das denn genug?

Aus zwei Stunden wurden drei. Warte noch, dann kannst du sicher sein, dass er nicht wieder nach Hause geschickt wird, sagte ich mir. Ich telefonierte mit Randa, die mich seelisch unterstützte. Meine Freundinnen und Freunde schrieben mir. Ich warf einen raschen Blick auf Instagram. Eine halbe Million Menschen hatten den Telefonhörer gesehen, mein Postfach war voll von Bildern von Kerzen, die unsere Follower für Hendrik angezündet hatten. Ahnten sie, wie viel Halt mir das gab? Wie viel es mir bedeutete in diesen Stunden?

* * *

Als über vier Stunden vergangen waren, konnte ich mir sicher sein, dass Hendrik auf dem OP-Tisch lag. Nach all den Monaten hätte ich nicht gedacht, dass ich noch mehr Angst und noch mehr Tränen haben könnte. Irgendwann mussten die doch mal aufgebraucht sein. Mein Herz tat weh vor Angst um Hendrik. Jetzt musste alles, wirklich alles gut gehen. Ich wusste, er war körperlich in einer schlimmen Verfassung. Andererseits hätten die Ärzte ihn doch nicht als Empfänger für das kostbare Organ in Betracht gezogen, wenn er keine Chance hätte, es zu schaffen. Doch es war auch seine letzte Chance, das war den Ärzten ebenfalls klar. Sie hatten einen Eid geschworen, Menschenleben zu retten. Hieß das am Ende, dass sie alles riskierten?

Hendrik und ich waren wie zwei Teile eines Ganzen. Was er spürte, das spürte auch ich. Und umgekehrt. Wir hatten uns gemeinsam am Leben erhalten, körperlich, emotional. Jetzt wurde sein Körper aufgeschnitten, und für mich fühlte es sich so an, als hätte jemand das Skalpell direkt an mein Herz gesetzt. Jeden Moment konnte es zustechen: dann, wenn Hendriks Herz es nicht packte. Dann würde ein Riss durch mein eigenes Herz gehen, der nie heilen würde. Die Kinder würden es zusammenhalten. Doch heilen würde es nicht.

Als acht Stunden vergangen waren, schrieb ich ihm.

Denise:

Bitte verlass mich nicht ... Bitte ...

Die Nachricht lief ins Leere.

Ich putzte, weinte, wenn ich an die Spenderfamilie dachte, wenn ich an Hendrik dachte. Spürte, wie er kämpfte, putzte weiter, mein typisches Verhaltensmuster.

Liebe ... sie ist ein solches Geschenk. Ja, wenn ich Hendrik nicht begegnet wäre, hätte es diese Tränen nicht gegeben. Aber was zählten sie schon. Das, was wirklich wichtig war, war die Liebe.

* * *

Morgens wurden die Kinder wach. Tylie wusste Bescheid, auch Josie verstand schon, dass ihr Papa ein neues Organ bekam. Den Zwillingen erzählte ich, dass er im Krankenhaus wäre und sie ihn ganz gesund machen würden.

„Oh, toll, dann ist er wieder stark genug und kann mit uns auf die Wasserrutsche!“, rief Ella.

Ich machte den Kindern Frühstück. Gegen neun rief ich in der Klinik an, ich hielt es nicht mehr aus. Doch ich bekam nur immer wieder dieselben Sätze zu hören: „Machen Sie die Leitung frei. Es ist kein Notfall.“

Ich aber ließ nicht nach, machte Druck. „Für mich ist es ein Notfall“, erwiderte ich.

„Ihr Mann schwebt nicht in Lebensgefahr.“

Mein Puls beschleunigte sich. „Dann geht es ihm gut???“

„Was heißt gut, es geht ihm den Umständen entsprechend. Es war eine

schwere Operation, die Blutwerte sind noch nicht so gut, dass er extubiert werden kann. Und jetzt machen Sie bitte die Leitung frei, wir melden uns."
Worte, die mir noch mehr Angst machten, mein Gedankenkarussell rotieren ließen. Was, wenn die Blutwerte nicht wieder gut wurden? Wenn er nicht extubiert werden konnte, nie wieder?
Erneut wartete ich, doch niemand rief an. Die Zeit zog sich zäh dahin. Wenn Hendrik nicht anrief, hieß das, er war noch intubiert, seine Werte waren nach wie vor zu schlecht. Auf der anderen Seite bedeutete es, er war noch am Leben.
Julia kam vorbei, Nadine und Danny, ich war so froh um ihre Unterstützung. Nachts hatte ich noch immer keinen Anruf aus der Klinik bekommen. Randa schickte mir einen Screenshot von ihrem Zugticket für den nächsten Morgen, sie würde alles stehen und liegen lassen, um an meiner Seite zu sein.
Am späten Vormittag darauf klingelte es endlich. Hendrik! Der Pfleger hielt ihm das Telefon hin. Ich verstand ihn kaum, er lallte so.
„Wie geht es dir?", fragte ich ihn.
„Schlecht. Ich hab Schmerzen."
Das Gespräch dauerte nicht mal eine Minute. Doch ich hatte genug erfahren. Es ging ihm schlecht, aber wenn er sprechen konnte, dann hieß das, er war extubiert! Dann waren seine Blutwerte einigermaßen in Ordnung.
Endlich sickerte die ganze Wahrheit zu mir durch:
Hendrik hatte eine neue Leber bekommen, und er hatte die Transplantation überlebt!
Fast vierzig Stunden Horror lagen hinter mir. Mit einem Schlag waren sie vergessen, ich blickte nach vorne. Jetzt ging es vor allem darum, dass er das Organ nicht abstieß.
Ab sofort würden wir gemeinsam darum kämpfen.

DIE ZUTEILUNG UND AUSBLICK

Bei der Zuteilung der Organe spielen viele verschiedene Faktoren eine Rolle – neben dem MELD-Score auch die Blutgruppe sowie die Größe und das Gewicht von SpenderInnen und EmpfängerInnen, welche zueinander passen müssen. Nachdem ein Organ einer Person auf der Liste zugeteilt wurde, wird diese angerufen, damit sie sich möglichst frühzeitig in die Klinik begibt. Die endgültige Entscheidung für eine Transplantation ist zu diesem Zeitpunkt aber noch nicht gefallen. Das Organ wird noch einmal begutachtet und einer Prüfung unterzogen. Wenn etwas nicht passt, muss die Transplantation kurzfristig abgesagt werden. Dies kann für die PatientInnen und ihre Angehörigen sehr belastend sein, ist aber nicht vermeidbar, da man ansonsten zu viel Zeit verlieren würde – ein entscheidender Faktor für die Organqualität. Auch Herr Verst und seine Familie mussten mehrere Male diese Prozedur durchleben, vergeblich hoffen und bangen, bis letztendlich das „richtige“ Organ erfolgreich transplantiert werden konnte.

Nach erfolgter Transplantation müssen PatientInnen ein Leben lang Medikamente einnehmen, die ihr Immunsystem unterdrücken. Diese verhindern, dass das (fremde) Organ vom Körper abgestoßen wird. Insbesondere im ersten Jahr nach Transplantation ist das Risiko einer Abstoßung erhöht und die Medikamentenspiegel müssen engmaschig kontrolliert und angepasst werden. Die Medikamente wiederum erhöhen u. a. das Risiko für Krebs und schwerwiegende Infektionen, außerdem können sie die Nierenfunktion beeinträchtigen. Auch unabhängig von den Medikamenten können verschiede Komplikationen auftreten, wie z. B. Engstellen im Bereich der Gallenwege. Doch die Fortschritte der letzten Jahrzehnte in den Bereichen der medizinischen Technik, der Operationsverfahren sowie der Entwicklung von Medikamenten haben dazu geführt, dass die Prognose von PatientInnen nach Lebertransplantation stetig verbessert werden konnte. Aktuell geht man davon aus, dass nach zehn Jahren noch über 70 Prozent der transplantierten PatientInnen leben. Nichtsdestotrotz ist die Prognose sehr individuell und hängt u. a. von der ursächlichen Erkrankung, dem Gesamtzustand der PatientInnen zum Zeitpunkt der Transplantation und Begleit- sowie Folgeerkrankungen ab.

Wir sehen es als Aufgabe des Transplantationszentrums, Organempfangende über das Alltagsverhalten zu schulen und lebenslang zu begleiten. So werden Transplantierte zu ExpertInnen für ihren eigenen Körper und lernen, die Verantwortung für das Organ und ihre Gesundheit zu übernehmen. Die Nachsorge ist ein interdisziplinärer Auftrag, wobei die niedergelassenen FachärztInnen und ÄrztInnen eng mit dem Transplantationszentrum zusammenarbeiten und Kontrolluntersuchungen durchführen, um unsere PatientInnen möglichst umfassend zu versorgen und vor Komplikationen zu schützen.

PD Dr. med. Katharina Willuweit, Stellvertretende Direktorin und Leiterin der Nachsorge-Ambulanz Lebertransplantation

PD Dr. med. Jassin Rashidi Alavijeh, Geschäftsführender Oberarzt und Leiter der Wartelisten-Ambulanz Lebertransplantation

Klinik für Gastroenterologie, Hepatologie & Transplantationsmedizin, Universitätsmedizin Essen

ZURÜCK INS
LEBEN

DENISE

Wenige Worte von Hendrik hatten genügt, dass meine Kraft ein Stück weit zurückkehrte.

Das lag auch an all den wunderbaren Menschen, die mich unterstützten. Natürlich weinte ich immer wieder, die Nerven lagen noch blank. Aber es mischten sich Tränen der Dankbarkeit darunter. Genauso salzig, doch auch süß und nicht bitter.
Unsere Community stärkte uns unvermindert den Rücken. Es war Zeit, sie auf den neuesten Stand zu bringen:

Wollte euch, weil ihr so mitleidet, noch sagen, dass es Hendrik den Umständen entsprechend gut geht. Jetzt heißt es Kräfte sammeln. Egal, wie lange das dauern wird.

So viele Menschen schrieben uns Nachrichten, sandten Bilder und liebe Worte, die von Herzen kamen. Manche von ihnen kannte ich, seit ich mit den Zwillingen schwanger gewesen war. Viele waren uns so nah, dass wir ihnen schlaflose Nächte beschert hatten. Und das, obwohl wir uns im realen Leben nie begegnet waren. All das Mitgefühl, die angezündeten Kerzen, die Gebete schufen eine tiefe Energie, von der wir uns getragen fühlten. Und wir brauchten es. Unsere Community war einfach die beste! Die Menschen taten alles, um uns aufzubauen. Sie kümmerten sich wirklich um uns, hielten mich aufrecht. Seit Hendrik von seiner Krankheit erzählt hatte, waren sie immer nähergerückt. Nicht aus Sensationslust, sondern aus ganzem Herzen.

Ein Teil der Menschheit ist voller offener oder versteckter Aggressionen, setzt andere herab, mobbt. Ein anderer, großer Teil aber sieht mit dem Herzen, fühlt mit, kümmert sich intensiv um andere, auch um Fremde. Immer wieder erlebte ich, wie wir aufgefangen wurden. Immer wieder signalisierten unsere Follower: Wir sind für euch da. Ihr seid nicht allein.
Es machte keinen Unterschied, dass sich all das auf Social Media abspielte. Zu dieser Zeit waren wir alle eineinhalb Jahre lang an unterschiedliche Lockdowns gewöhnt. Man kam sich virtuell näher als je zuvor.
Ganz unabhängig davon hat das Leben mir gezeigt, dass unsere zutiefst menschliche Eigenschaft, die Empathie, sich eben ein Ventil sucht. Da werden echte Tränen geweint. Da wird echtes Lachen gelacht. Nächstenliebe schert sich nicht darum, ob man sich gegenübersteht, ob man telefoniert oder eben über Social Media kommuniziert.
Manchmal aber muss man sich einfach in den Arm nehmen. Julia und Natalie, die hochschwanger war, kamen auch an diesem Tag vorbei. Randa saß im Zug, sie postete ein Bild von den Fenstern in ihrer Story und dazu die Worte:

DU BIST FAMILIE.
DU KÄMPFST? ICH KÄMPFE MIT DIR!
DU WEINST? ICH WEINE MIT DIR!
DU BIST GLÜCKLICH? DANN BIN ICH ES AUCH!
BIS GLEICH, MEIN HERZ <3

Das war der gute Part.
Ich wollte alles hinter mir lassen, diese ganze Belastung abschütteln und in unser neues Leben starten. Doch Hendrik war noch lange nicht so weit. Ihm ging es schlecht. Später am Tag schickte er mir eine Sprachnachricht, ich hatte Mühe, ihn zu verstehen, so sehr lallte er.

Hendrik:

> *Leider habe ich sehr starke Schmerzen, aber das ist völlig normal. Die Schmerzmittel wirken leider gar nicht. Aber na gut, da müssen wir jetzt alle durch.*

Immer wieder schrieb ich ihm kleine Nachrichten, doch bestimmt war er noch zu schwach, um zu antworten. Und natürlich war es nicht wie im Film. Wenn man über so viele Monate und Jahre immer die Panik im Nacken hat, fällt das nicht sofort von einem ab. Es war auch noch viel zu früh, um sich wirklich sicher zu fühlen. Ich hatte genug gelesen, um zu wissen, dass die ersten Tage nach einer Transplantation hochsensibel sind, weil der Körper das neue Organ als fremd erkennt und abstoßen will. Das durfte auf keinen Fall passieren!

Hendrik:

> *(Sprachnachricht:) Ich liebe dich, mein Schatz. Sorry, dass ich mich so wenig melde, ich kann kaum die Augen aufhalten, aber alles super, also wirklich. Alles ist super gelaufen, besser geht es nicht, und jetzt startet mein neues Leben, Baby. Ich liebe dich. Morgen werde ich mich definitiv mehr melden.*

Noch immer klang er extrem schwach, aber das Lallen war ein bisschen besser geworden. Und es tat so gut, seine Stimme zu hören.
Immer öfter telefonierten wir miteinander. Ich wusste, er hatte zu kämpfen. Wie sehr, konnte ich nur versuchen, mir vorzustellen. Aber da war etwas in seiner Stimme, das mich in Unruhe versetzte.

Ich spürte, wie sehr unsere Realität auseinanderklaffte. Dort lag er, auf Intensiv, an den Geräten, mit starken Schmerzen, benebelt von den ganzen Medikamenten. Und hier war ich, so unfassbar froh, dass er überlebt hatte, und so entschlossen, den Albtraum der letzten Jahre endlich hinter mir zu lassen. In unser neues Leben zu starten. Dass er extrem erschöpft war, auch mental, darauf hatte ich mich eingestellt. Doch irgendwie fehlte der Hoffnungsschimmer in seiner Stimme, dass es mit jedem Tag besser würde. Es fehlte der Funken Glück! Er wirkte so niedergeschlagen, alles ging ihm auf die Nerven: dass er noch an Schläuchen hing, abhängig war von den Pflegerinnen und Pflegern, sich kaum aufsetzen konnte. Und in mir meldete sich eine neue Angst. Sein Körper hatte es erst mal geschafft, doch wo war der alte Hendrik? Der unschlagbar positive Hendrik, der einen selbst dann noch anstrahlte, wenn er vollkommen am Ende war, und einem trotz allem versicherte: Das wird schon. Hatte ich diesen Teil von ihm verloren? Ich betete dafür, dass er wieder zu Kräften kam – auch seelisch.

HENDRIK

In *Grey's Anatomy* ist das immer so hübsch anzusehen. Eben noch wird im OP unter dramatischen Umständen eine Niere, eine Leber oder ein Herz eingesetzt. Wahlweise gerät der Helikopter mit dem Organ vorher in einen Tornado, Blut spritzt aus den Gefäßen wie Wasser aus dem Gartenschlauch, oder das Spenderorgan fällt im OP auf den Boden. Macht alles nichts. Am Tag darauf sitzt die Patientin, der Patient noch ein bisschen schwach, aber mit rosigen Wangen zutiefst dankbar im Bett, schmerzfrei, frisch gewaschen und gekämmt. Reihenweise treffen die Angehörigen ein, die sie oder ihn fröhlich an sich drücken, als gäbe es unter dem sauber gebügelten Nachthemd keine Narbe, die höllisch schmerzt.

Vielleicht ist es ganz gut, dass man es vorher nicht weiß, wie schlecht es einem wirklich nach einer Transplantation geht. Andererseits: Ich hatte keine Wahl gehabt, und jetzt musste ich da durch.
Natürlich war ich zutiefst dankbar. Doch die lange Narkose hatte eine Decke der Benommenheit über mich gelegt, die starken Schmerzmittel und Medikamente gegen die Abstoßung taten ihren Rest. Ich war desorientiert, hatte keine Ahnung, ob Tag oder Nacht war, denn ein Fenster gab es nicht. Ich konnte kaum noch liegen, mich nicht waschen, mich fast nicht bewegen. Da war die quer verlaufende Narbe, sie sah aus wie das perfekte Halloween-Tattoo, aber dafür war es schon zu spät im Jahr. Da war der Zentralkatheter an meinem Hals, sechs Infusionen gleichzeitig hingen dran, der Ausdruck „ans Bett gefesselt" bekam gleich eine neue Dimension. Elektroden klebten an meiner Haut, ich war mit dem EKG verkabelt. Irgendwelche Sensoren gab es auch noch und natürlich die Schläuche in meinem Bauch, aus denen Blut und Wundflüssigkeit liefen. Und der Blasenkatheter. Er allein war Motivation genug, endlich mobil zu werden. Nie hatte ich mich so sehr danach gesehnt, selbstständig auf Toilette gehen zu können. Doch halt, da war ja noch etwas. Die Androhung von Abführmitteln, wenn der Darm nicht bald mal seine Arbeit aufnahm. Abführmittel und Bettpfanne, musste das echt sein? Offenbar ja, ich schaffte es einfach noch nicht, aufzustehen.
Ach, ich mochte mich ja selbst nicht, wie ich da lag und jammerte. Aus meinen Poren drang Schweiß, noch schlimmer war das Selbstmitleid, das ich verströmte.
Unterm Strich war es mir über ein Jahr lang richtig schlecht gegangen, die OP war schwer gewesen, und ich musste einfach mehr Geduld aufbringen. Kleine Schritte tun, buchstäblich.
Schritte waren jedoch erst mal gar nicht drin, ich arbeitete noch an meinem ersten Etappenziel, dem Sitzen auf der Bettkante.

Himmel, Denise hatte recht, wenn sie sich um meine Psyche sorgte. Das Körperliche war das eine, das andere war, alles, was passiert war, auch seelisch wegzustecken. Oder vielleicht nicht wegzustecken, sondern aufzuarbeiten.
Später begriff ich: Ich litt am Durchgangssyndrom, einem Zustand, der besonders nach langen Narkosen auftreten kann. Bei mir ging er mit Verwirrung, Desorientierung, aber auch mit Stimmungsschwankungen einher. Ich musste mir selbst Geduld verordnen.

Die Nachsorge im Transplantationszentrum war fabelhaft. Viermal am Tag kam eine Ärztin an mein Bett und kontrollierte den Blutfluss, die Leber und den Bauchraum. Unter der Leber hatte sich etwas Flüssigkeit angesammelt, und es wurde genauestens kontrolliert, ob ich nicht innerlich weiterblutete. Einmal hatte ich Fieber, gar kein gutes Zeichen. Doch mit einem Antibiotikum kriegten wir das in den Griff.
Das Ärztegremium war eine wunderbare Mischung aus Kompetenz, Einfühlsamkeit, menschlicher Wärme und trockenem Humor. Tatsächlich drehte sich der erste Gedanke, den ich hatte, nachdem ich aus der Narkose aufgewacht war, um eine Abstoßung. Als der Professor an mein Bett trat, fragte ich ihn, ob denn alles gut sei.
„Hätten Sie eine Abstoßung gehabt, dann wären Sie schon längst tot." Ein Satz, den nur Ella eineinhalb Jahre später toppen konnte, als wir im Urlaub waren und den halben Tag auf der Wasserrutsche verbrachten. Da meinte sie: „Das macht so viel Spaß mit dir, Papa! Eigentlich wärst du ja schon tot."

In den ersten 48 Stunden nach der Transplantation ist das Risiko einer Abstoßung am größten. Ich bekam hohe Dosen an Immunsuppressiva, da ich zusätzlich ja eine Autoimmunerkrankung hatte, die sich gegen meine kör-

pereigenen Leberzellen gerichtet hatte. Als die kritische Phase überstanden war, wurde weiter kontrolliert, aber ich atmete erst mal auf.
Was blieb, als die Sorge vor einer Abstoßung sich ein klein wenig gelegt hatte, war dieses Gefühl von Hilflosigkeit, von Angewiesensein, von Schwäche. Am dritten Tag halfen mir zwei Physiotherapeuten, mich auf die Bettkante zu setzen. Links und rechts stützten sie mich unter den Achselhöhlen ab, der Pfleger drückte von hinten. Mit vereinten Kräften schaffte ich es, mich hinzusetzen. Ich war vollkommen erschöpft. Doch ein bisschen ging noch: Ich stand das erste Mal auf den Füßen. Alles drehte sich um mich, ich sank zurück auf die Bettkante. Danach war ich völlig fertig und musste mich erst mal ausruhen.
Zur selben Zeit machte mein niedriger Hämoglobinwert den Ärzten Sorge. Ich bekam Blutkonserven, doch kurz darauf waren die Werte schon wieder im Keller. Das Ganze ging gleich vier Mal so. Eigentlich war eine fünfte Transfusion angesetzt, aber dann entschied sich das Ärztegremium dagegen und machte eine Kehrtwende. Stattdessen wurde ich auf die Vorintensivstation verlegt. Das war ein großer Schritt vorwärts. Vielleicht hatte meine Psyche diesen Schubs gebraucht. Tatsächlich ging es von da an bergauf.
„Wenn ich dir beweisen kann, dass ich es allein vom Bett zur Toilette schaffe, wird dann endlich mein Blasenkatheter gezogen?“, fragte ich meinen Pflegerfreund. Er schlug ein, wir hatten einen Deal. Mit meinem Gehwägelchen machte ich mich zittrig auf den Weg. Und ich schaffte es! Das Ziehen des Katheters machte definitiv keinen Spaß, aber danach war ich schon mal einen Schlauch los.
Langsam besserte sich auch meine Sehfähigkeit. Um mich herum verschwamm nicht mehr alles, stattdessen nahm die Umgebung wieder Konturen an. Ich konnte Denise schreiben, meinen Eltern, meinen Freunden. Nicht viel, immer noch strengte mich alles an. Doch Stück für Stück war ich

wieder mit der Welt da draußen verbunden. In diesen Tagen warf ich auch einen Blick auf Instagram – und fand Zehntausende von mutmachenden Kommentaren vor. Ich war gerührt, sprachlos, dankbar. Wussten die Menschen, wie sehr mich das positive Feedback unterstützte?
Ich machte eine kleine Story, um mich zu bedanken, und schickte sie Denise mit der Bitte, sie hochzuladen.
„Ernsthaft?“, fragte sie, nachdem sie sich das Video angesehen hatte. „Das kannst du so wirklich nicht posten. Du lallst viel zu sehr. Die Leute kriegen ja Angst, wenn sie das sehen.“
Meine Frau, immer so direkt. Ich musste lachen, hörte aber ganz schnell damit auf, denn das tat gemein weh.
Wegen Corona waren zu dieser Zeit keine Besuche erlaubt. Doch Denise und ich hatten eine Idee. Es war Zeit, dass wir uns endlich wiedersahen.

DENISE

Hendrik hatte so sehr gekämpft, um wieder auf die Beine zu kommen, dass er es acht Tage nach der Transplantation mit seinem Gehwägelchen in den Eingangsbereich der Klinik schaffte. Dort trennte uns nur eine Glasscheibe. Ihn wiederzusehen … das war unglaublich! Er wirkte schon so viel fitter als vor der Transplantation. In diesem Moment spürte ich so viel Zuversicht, ich glaubte wieder ganz fest daran, dass wir das schaffen würden!
Für unsere Community, die so hinter uns gestanden hatte, machten wir ein Bild von uns zweien. Hendrik trug noch ein OP-Hemd. Die ganzen Drainageflaschen hatte er in einer Papiertüte verstaut und an den Wagen gehängt. Er machte das Victory-Zeichen. Und ich? Ich strahlte mit ihm um die Wette.

Das perfekteste unperfekteste Bild ever 😍😍😍
Glasscheibe dazwischen und dennoch war ich dir nie näher ❤️
2022 kämpfst du dich in Topform 🤩

Es würde noch dauern, bis Hendrik aus dem Krankenhaus kam.
Aber dann, sagte ich mir voller Euphorie, würde wirklich unser neues Leben beginnen.

HENDRIK

Zwölf Tage nach der Transplantation wurde die Narbe entklammert. Die Nähte waren so weit zugeheilt, dass sie halten würden. Ich war ein bisschen skeptisch, und gleichzeitig staunte ich wieder einmal, wozu der Körper in der Lage ist. Überhaupt fand ich zu mir selbst zurück und spürte unglaubliche Dankbarkeit in mir, weiterleben zu dürfen.
Zugleich brauchte ich nach wie vor eine Menge Geduld. Appetit hatte ich nur wenig, doch die Ärzte hatten mir prophezeit, dass er bald wiederkehren würde. Für den Augenblick sollte ich versuchen, zuzunehmen, dann aber sei ein gutes Gewichtsmanagement wichtig, um die Leber nicht zu belasten.
Ich hatte mich gegen eine Reha entschieden, ich wollte nicht weitere drei Wochen von meiner Familie getrennt sein. Doch es war klar, dass ich mit einem Physiotherapeuten arbeiten musste, um mich langsam wieder aufzubauen. Ich war Meilen von der Form entfernt, die ich mal gehabt hatte. Als wären all die Jahre, die ich trainiert hatte, umsonst gewesen.
Meine Ärztin, mit der ich viele Gespräche führte, meinte eines Tages, als ich schon entlassen war: „Ganz ehrlich, Ihre körperliche Fitness vor der Not-OP hat Ihnen das Leben gerettet. Hätten Sie davor nicht so viel Sport ge-

trieben, hätten Sie nicht die Muskelmasse gehabt, an der Ihr Körper dann zehren konnte. Sie haben in den ganzen Monaten all Ihre Reserven aufgebraucht. Hätten Sie die nicht gehabt, wären Sie höchstwahrscheinlich schon tot gewesen, als endlich das passende Organ für Sie kam."

Grund genug, wieder an mir zu arbeiten – auch wenn die größte Motivation die Kinder waren, mit denen ich endlich wieder herumtoben wollte. Mein Physiotherapeut holte mich immer wieder auf den Boden zurück, sagte mir, dass ich es langsam angehen musste. Anders wäre es auch gar nicht möglich gewesen. Was meine physische Kraft anging, fühlte es sich so an, als hätte die kranke Leber sie in sich aufgesogen. Nur noch ein kleiner Rest war da, doch darauf baute ich auf.

Mental gesehen war ich in den ersten Monaten nach der Transplantation schon weiter als mein Körper. In der ganz schweren Zeit hatten wir uns oft ausgemalt, was wir alles tun würden, wenn es mir wieder gut genug ginge. Richtig schön Weihnachten feiern, ohne Tränen und den Gedanken im Hinterkopf, es könnte das letzte gemeinsame Fest sein. In Urlaub fahren mit Danny, Nadine und allen Kindern. Und mit Randa und ihrer Gang. So viel Leben wartete auf uns.

Wieder war es meine Ärztin, die mir weiterhalf. Sie nahm sich eine Menge Zeit für meine Fragen. Aufs Neue erinnerte sie mich: „Heilung braucht ihre Zeit. Eine Lebertransplantation ist mit das Höchste, was die Chirurgie zu bieten hat. Es handelt sich um einen massiven Eingriff in den Körper, in das Leben! Das dauert, bis sich alles eingespielt hat und wieder funktioniert. Und diese Zeit muss man sich nehmen."

Und dann, Anfang März 2022, wurde ich morgens wach und spürte, etwas war anders. Von jetzt auf gleich hatte ich eine unbeschreibliche Energie in mir. Ich konnte gar nicht aufhören, mich zu bewegen, wollte etwas unternehmen, rausgehen, das Gefühl war grandios! Es war ein absoluter Schlüsselmoment für mich.

Ich sprach mit meinem Physiotherapeuten darüber, denn ich hatte wieder solche Lust zu trainieren. Er meinte, ich müsse davon ausgehen, dass es sehr schwierig sei, meine alte Form wiederzuerlangen. Für mich klang das nach einer Herausforderung, die ich gerne annahm.
Seither trainiere ich wieder regelmäßig. Vorsichtig anfangs, immer unter Aufsicht, bis ich wieder ein Gefühl für meinen Körper bekam und dafür, was ich ihm abverlangen durfte – und was nicht. Welche Bereiche ich schützen musste.

Ich spürte auch, wie viel sich in mir insgesamt verändert hatte. Monate voller Schmerzen und Verfall hatten die Latte hochgelegt. Seither bringt mich so schnell nichts mehr aus der Ruhe. Selbst die lästigen Dinge, die erledigt werden müssen, fühlen sich anders an. Denn alles, was ich erlebe, ob schön oder nervig, ob Alltag oder Freizeit, ist ein Privileg. Ich habe Zeit geschenkt bekommen. Zeit mit den Kindern und Denise. Zeit, zu leben.
Mehr geht nicht.

D: Die Zeit ist eben auch deshalb so ein Geschenk, weil wir so glücklich sind.
H: Weil wir die Prioritäten so setzen, wie sie für uns richtig sind, und uns nicht an Dingen aufreiben, die es nicht wert sind. Was würdest du sagen: Haben sich unsere Prioritäten eigentlich geändert seit meiner Krankheit? Ne, oder?
D: Vielleicht sind sie noch ein bisschen klarer geworden. Aber du und ich, wir hatten schon einiges an Schlimmem erlebt, als wir uns getroffen haben. Wir wussten von Anfang an, was uns wichtig ist im Leben.

H: Wie bei alten Menschen, die man an ihrem Lebensabend fragt, was sie anders gemacht hätten, wenn sie es gewusst hätten ...

D: Viel mehr Zeit mit den Menschen verbringen, die einem wichtig sind.

H: Nicht der Karriere und dem Konsum nachhechten, wenn der Preis dafür ist, dass man weniger zusammen sein kann.

D: Den Menschen, die man liebt, es immer wieder sagen.

H: Es ihnen sagen und es ihnen zeigen. <3

DENISE

Angst hat viele Farben, ich habe ihre Palette kennengelernt. Angst hat auch immer etwas von Ausgeliefertsein. Ich bin ein Mensch, der nicht tatenlos zusehen kann, wenn etwas passiert. Ich bin eine Macherin. Alles in mir will einschreiten, oft spontan, ohne jeden Plan. Notfalls putze ich, backe, koche. Hendriks Krankheit hat mir gezeigt, dass es Bereiche im Leben gibt, in denen ich nicht die geringste Kontrolle über das habe, was passiert. Ich habe die wahre Bedeutung von Ohnmacht erfahren. Und sie geht mit Angst einher.

Nach der essenziellen Angst um Hendriks Leben kam die Angst vor der Abstoßung des Organs. Als Wochen und schließlich Monate vergingen, spürte ich ein wenig Sicherheit, doch latent ist sie immer da. Ich weiß, Hendrik könnte die Leber auch in drei oder in dreißig Jahren abstoßen. In manchen Momenten wirft mich das zurück.

Hin und wieder kommt die Angst auch aus der Vergangenheit und bricht in meine Gegenwart ein. Dann fühlt es sich so surreal an, diese Rettung in letzter Minute. Und ich fürchte mich davor, dass alles bloß ein Traum ist. Dass all die schönen, glücklichen Momente, die wir gerade zusammen er-

leben, sich als Hirngespinste herausstellen, die meine Fantasie produziert, um mich vor der brutalen Wirklichkeit zu schützen.
Die Zeit, als Hendrik auf seine Leber wartete, war unfassbar hart. Ob ich all das eines Tages aufarbeiten kann? Ich hoffe es. Aber bis es so weit ist, trage ich ein Bild im Herzen.

Es ist Dezember 2021. Hendrik darf aus der Klinik entlassen werden. Ich kann es kaum glauben! So lange war er fort. Gut, dass er die große Tasche mitgenommen hat, da hatte ich mal wieder recht.
Julia passt auf die Kinder auf, viel Zeit hat sie an diesem Vormittag nicht. Ich fahre nach Essen, denn ich muss ihn einfach in die Arme schließen. Und ich möchte ihn so unendlich gerne nach Hause fahren. Nach Hause!
Es dauert ewig, ein Arztbrief soll noch geschrieben werden, die Befunde sind nicht ausgedruckt. Ich sitze da, nervös wie vor unserem ersten Date, und warte. Da ruft Julia an, sie muss zur Arbeit. Mist! Ich gebe Hendrik Bescheid, er soll sich ein Taxi nehmen, und mache mich auf den Weg nach Hause.
Hendrik schreibt mir eine Nachricht, als er losfährt. Mein Blick wandert immer wieder von der Uhr zum Fenster, das zur Straße hinausgeht, und zurück. Da fährt das Taxi vor, die Kinder sind ganz aus dem Häuschen. Papa kommt heim! Dann steigt er aus, steht einen Moment da, blickt auf sein Zuhause. Und winkt. Wir reißen die Tür auf. Und laufen aufeinander zu.

HENDRIK

Ich verspreche dir, Schatz: Ich werde nicht sterben!
Tausendmal habe ich diesen Satz gesagt. Und in diesem Moment, wo wir uns alle in die Arme fallen, weiß ich: Ich habe mein Versprechen wahr gemacht.

DER WEG ZUR GENESUNG

Eine Lebertransplantation stellt für viele Menschen eine lebensrettende Maßnahme dar, die jedoch mit einer langen Erholungsphase verbunden ist.

Die Phase der Rehabilitation spielt eine entscheidende Rolle bei der Wiederherstellung der körperlichen und mentalen Stabilität des Patienten. Durch gezielte Maßnahmen werden die Patienten in die Lage versetzt, schneller in ihren Alltag zurückzukehren, ein eigenständiges Leben zu führen und wesentlich stabiler aus dem Heilungsprozess hervorzugehen.

Die verschiedenen Therapieansätze, wie z. B. körperliche Übungen, psychologische Unterstützung und soziale Integration, helfen den Patienten, ihre alte oder eine neue Normalität zu finden und ein erfülltes Leben zu führen. Denn das Leben nach der Transplantation ist nicht hundertprozentig das alte Leben.

Die Rehabilitationszeit nach einer Lebertransplantation ist mit einer Reihe von Herausforderungen verbunden, sowohl körperlichen als auch emotionalen. Der Patient muss Geduld aufbringen, um sich an den neuen Rhythmus seines Körpers zu gewöhnen. Zudem kann es zu körperlichen Einschränkungen kommen, die eine Anpassung des Alltags erfordern. Eine intensive Betreuung und Unterstützung durch medizinische Teams und Angehörige ist während dieser Zeit von großer Bedeutung.

Während der Rehabilitationsphase nach einer Lebertransplantation spielen Fitness, Ernährung und medizinische Nachsorge eine zentrale Rolle. Durch gezieltes Training und körperliche Aktivität können die Patienten ihre Fitness verbessern und ihre Muskulatur stärken. Eine ausgewogene Ernährung stärkt das Immunsystem und unterstützt den Heilungsprozess. Regelmäßige ärztliche Nachsorgeuntersuchungen gewährleisten eine kontinuierliche Überwachung des Gesundheitszustands. So können mögliche Komplikationen frühzeitig erkannt werden.

Ein inspirierendes Beispiel für den Erfolg einer Lebertransplantation und dem damit verbundenen Rehabilitationsprozess ist Hendrik. Nach seiner Transplantation hatte er den Antrieb, nicht nur körperlich fit zu sein, sondern auch äußerlich wieder wie früher auszusehen. Mit einer positiven Einstellung, Ehrgeiz und Unterstützung seiner Familie und dem medizinischen Team stellte er seine körperliche Fitness wieder her und gewann auch sein Selbstvertrauen zurück.

Dr. med. Ebru Yildiz
Leitung Westdeutsches Zentrum für Organtransplantation, Transplantationsmedizinerin

EIN STÜCK

VON SICH GEBEN

3. Juni 2023

HENDRIK

Draußen ist es sommerlich warm geworden. Wie damals schon, vor den Zwillingen, als wir das erste Mal in Düsseldorf wohnten, zieht es uns hinaus ins Freie. An diesem Samstagmorgen ganz besonders, denn auf dem Schadowplatz findet der diesjährige Tag der Organspende statt. Es ist bereits das zweite Mal, dass ich als Empfänger dabei sein darf, im Jahr zuvor in München und jetzt hier, in der Stadt, in der wir seit Kurzem wieder leben. Für mich ist es ein aufregender Tag, der mit tiefen Erinnerungen, Gedanken und Gefühlen verbunden ist. Rechts von meinem Herzen sitzt die Leber eines anderen Menschen und hält mich am Leben. Ich weiß: Dieser Mensch ist nicht für mich gestorben, sondern weil das Schicksal zugeschlagen und ihn aus dem Leben gerissen hat. Ich kann dieses Geschenk, das mein Spender, meine Spenderin hinterlassen hat, nur mit ganzem Herzen würdigen, es voller Dankbarkeit annehmen und in Ehren halten.
Zahlreiche Menschen kommen vorbei, um sich über die Organ- und Gewebespende zu informieren oder sich solidarisch zu zeigen. Und noch mehr verfolgen die Veranstaltung auf Instagram, von wo Denise und ich sie mit hierhernehmen. Die unterschiedlichsten Aktionen finden statt, um aufzuklären, aber auch, um Danke zu sagen an alle, die bereit sind zu spenden.
Denise und ich haben die Kinder dabei, es gibt nämlich jede Menge zu entdecken. Die riesengroßen, teils begehbaren Nachbildungen von Organen sind ganz klar das Highlight. Carlie klettert voller Begeisterung ins Innere einer Fettleber. Natürlich versteht sie noch nicht, dass diese tolle dunkelrote Höhle ein Organ darstellen soll, das ähnlich zerstört ist wie es die Leber

ihres Papas war, damals, als sie noch ein Baby war. Denise und ich schauen uns an, wir denken das Gleiche: Dass Carlie hier und jetzt so unbeschwert spielen kann, haben wir dem Spender, der Spenderin zu verdanken. Ohne die neue Leber wäre Denise heute allein hier. Ohne die Entscheidung eines Menschen, seine Organe nach dem Tod anderen zu überlassen, wäre ich Teil der Fotocollage, die die Uniklinik Essen an diesem Tag veröffentlicht. Unter der Überschrift „Wie lange noch?“ sind all die Wartenden allein im Transplantationszentrum West abgebildet: diejenigen, die noch am Leben sind, in Farbe, und diejenigen, die während des Wartens verstarben, in Schwarz-Weiß. Es sind Bilder, die Denise die Tränen in die Augen treiben, die mir ans Herz gehen.

Ich lege den Arm um sie, drücke sie an mich. Nach einem Moment schlendern wir weiter zu einem Stand mit lauter orangefarbenen Herzen. Schwarze Stifte liegen aus, um sie zu beschriften. Jede potenzielle Spenderin, jeder Spender darf hier ein Papierherz aufhängen und eine Nachricht hinterlassen: „Ich bin Organspender, weil ich ungern Dinge wegschmeiße, die vielleicht wer anders gebrauchen kann 😊“, steht auf einem. „Träumst du von Unsterblichkeit? Dann lass einen Teil von dir weiterleben“, auf einem anderen. Viele Menschen bleiben stehen, schmunzeln, lachen, werden nachdenklich. Der Baum bekommt im Laufe des Tages immer mehr Herzen. Sie sind ein Zeichen von Hoffnung. Eine Hoffnung, die alle Transplantierten so gut kennen. An ihr haben wir uns festgeklammert, als es in unserem Leben so richtig bergab ging.

Ganz besonders emotional ist für mich die Aktion „Geschenkte Lebensjahre“. Alle Transplantierten, die hier zusammengekommen sind, halten zeitgleich ein orangefarbenes Blatt in die Höhe, auf das in Blau eine Zahl gedruckt ist: Sie zeigt die Lebensjahre an, die einem bis zu diesem Zeitpunkt bereits geschenkt wurden. Strahlend halte ich meine „1“ hoch. Als ich

mich umsehe, entdecke ich auch zweistellige Zahlen, sogar eine 36 ist dabei! Das gibt mir so viel Mut.
In der Summe sind es 607 geschenkte Lebensjahre allein dort auf dem Platz im Herzen Düsseldorfs. Es ist ein unbeschreiblicher Moment voller Dankbarkeit, Freude, Demut. Wir Überlebenden hoffen, dass etwas von dieser Energie zu den Angehörigen der Menschen fließt, die ihre Organe gespendet haben, und sie tröstet und stolz macht. Wir alle hier haben eine sehr schwere Zeit hinter uns und mussten oft über uns selbst hinauswachsen, um uns von Tag zu Tag weiterzuhangeln. Doch die wahren Helden, das sind andere: unsere Spenderinnen und Spender.

* * *

Wir Menschen suchen alle nach einem Sinn im Leben. Wir finden ihn in der Liebe, die wir geben, in unserer Berufung, in den Dingen, die wir schaffen – ob klein oder groß, alles trägt zu dem Gesamtbild der Menschheit bei. Und wenn jede und jeder ein Stück von sich gibt, kann unsere Welt so viel besser, gerechter und sinnerfüllter werden.
Schon lange, bevor ich ahnte, dass ich selbst eines Tages darauf angewiesen sein würde, war die Organspende für mich etwas ganz Selbstverständliches. Was immer nach unserem Tod passiert – mein Körper verwest, er braucht keine Organe mehr. Als viel schöner stelle ich es mir vor, wie es sein wird, wenn mein Tod einen Unterschied machen kann im Leben eines oder mehrerer Menschen. Das ist ein wunderbares Vermächtnis: ein Stück zurückgeben von dem Glück, das mir geschenkt wurde.
Mein Vater nahm mich oft mit zum Blutspenden, er hatte schon einige Ehrennadeln als Auszeichnung für seinen Einsatz erhalten. Während sein Blut in den Beutel lief, saß ich daneben, aß eine Bockwurst und fand das

alles ganz normal. Und das ist es ja auch. Wie viele Leben mein Vater wohl gerettet hat?
Während ich diese Zeilen schreibe, spüre ich eine Gänsehaut über meinen Rücken laufen. Ich muss an Denise denken, die dreimal in ihrem Leben auf Blutkonserven angewiesen war. Ich sollte eigentlich daran gewöhnt sein, doch immer wieder erwischt es auch mich kalt: die Erkenntnis, wie schnell ein Leben auf der Kippe stehen kann. Wie schnell man angewiesen sein kann auf medizinische Hilfe, auf Blut, auf ein Organ – etwas, das nur ein Mitmensch geben kann.
Meine Gedanken wandern weiter, zu Alfons. Ich sehe meine Mutter vor mir, sehe wieder den Schock und das Verstehen in ihrem Gesicht, damals, als er verunglückt ist. Wie hätte sie da entscheiden können, was mit seinem Körper geschehen sollte? Alfons hatte ihr diese Entscheidung abgenommen, er hatte einen Organspendeausweis bei sich.

DENISE

Schon bevor ich Hendrik kennenlernte, war Organspende für mich ein wichtiges Thema gewesen, mit dem ich mich immer wieder auseinandergesetzt habe. Als hätte ich das unbestimmte Gefühl gehabt, dass es irgendwann in meinem Leben eine Bedeutung haben könnte. Es gibt so einen treffenden Spruch: „Warum Organe auf Wolken betten? Auf Erden können sie Leben retten." Ich fand ihn schon damals schön, als ich mir einen Organspendeausweis zulegte, denn er spiegelte meine eigenen Gedanken.
Ich bin überzeugt: Wenn es ein Leben nach dem Tod geben sollte, dann ist es meine Seele, die weiterlebt, und nicht der Körper, der in der Erde verwest oder verbrannt wird. Deshalb gibt es für mich da kein Zögern. Ich gehe sogar

so weit zu sagen, dass es für mich keine Option ist, nicht zu spenden, weil meine Spende Leben retten kann.
Dieser Gedanke ist ganz unabhängig davon, dass Hendrik nur dank einer Organspende noch am Leben ist. Jahre vor seiner Diagnose wurden wir beide Teil der DKMS-Familie und ließen uns registrieren. Ich glaube an dieses System, in dem wir alle ein Stück von uns abgeben, wenn es nötig ist.
Für die Menschen, die ich liebe, würde ich ohne zu zögern auch eine Lebendspende machen. Meine Hoffnung, Hendrik einen Teil meiner Leber geben zu können, erfüllte sich damals nicht, weil wir beide nicht dieselbe Blutgruppe haben. Aber was meine Kinder angeht und die allerengsten Freunde – wie könnte ich da Nein sagen, wenn es sie retten würde?
Ich kenne die aktuellen Zahlen, ich weiß, wie schlecht es aussieht für Menschen, die auf eine Spende warten: 8500 waren es allein zu Beginn des Jahres 2023 in Deutschland. Die Vorstellung, dass Hendrik hätte sterben können während er ganz oben auf der Liste stand, war furchtbar für mich. Seinetwegen, aber auch unseretwegen. Es ist ja nicht allein der Mensch, der stirbt, es sind auch diejenigen, die mit dem Tod eines anderen leben müssen. Die Kinder und ich.

WIR

Wir haben dieses Buch geschrieben, um unsere Geschichte zu erzählen. Wir haben es auch geschrieben, um über das Thema Organspende sprechen zu können. Nicht viele wissen, wie schlecht es denjenigen wirklich geht, bei denen ein Organ versagt. Oft fragen wir uns, wie wir das geschafft haben. Ganz besondere Menschen waren an unserer Seite, die uns unterstützt haben: unsere engen Freunde, die wunderbare Community. Unsere Follower begleiten uns teils schon seit Jahren, als wir noch zu viert waren und die Welt scheinbar in Ordnung war. Sie sind durch so vieles mit uns gegangen und haben uns immer wieder aufgemuntert und dazu motiviert, durchzuhalten. Unter denjenigen, die uns auf Instagram folgen, gibt es etliche Kranke und Wartende. Und es gibt Überlebende wie Hendrik, die ihre Geschichten mit uns und anderen teilen.

Wir wollen niemanden zu einer Organspende überreden, die Entscheidung muss jeder Mensch für sich selbst treffen. Aber wir können aus erster Hand erzählen, wie es Betroffenen geht, was sie und ihre Angehörigen aushalten müssen. Und das tun wir weiterhin, in unseren Stories und Beiträgen, in Zeitungen, im Radio und Fernsehen. Vielleicht sind einige überrascht von der harten Zeit, die hinter uns liegt. Doch wenn wir zurückblicken, spüren wir, dass wir auch in den schwersten Momenten immer reich an Liebe waren. Wir hoffen, wir können auch mal anderen Menschen ein solches Geschenk machen, wie Hendrik es erhalten hat. Noch nicht so schnell, wenn irgend möglich, vielleicht haben wir ja Glück und bekommen noch das große Finale unseres Lebenstraums: alt zu werden, gemeinsam, mit einer ganzen Schar Enkelkinder. Mehr Glück geht nicht.
Das wissen wir jetzt noch mehr.

D: Hast du eigentlich noch dieses Herz aus Süßstoffpapier, das ich so kunstvoll gefaltet habe? Bei unserem ersten Date?
H: (hüstelt) Erinnerst du dich nicht mehr an das Foto, das ich dir zu unserem ersten Jahrestag geschickt habe? Von dem Herzen.
D: (schwärmt) Das war wirklich süß. Da wusste ich, dass dir unser Kennenlernen wirklich etwas bedeutet hat.
H: (runzelt die Stirn) Da waren wir aber schon ein Jahr zusammen.

D: Ernsthaft! Für mich war das gar nicht so sicher, was in dir vor sich ging. Meinst du, ich hätte vergessen, dass du mich damals nicht gleich angerufen hast? Obwohl ich dir eine Nachricht geschrieben hatte?
H: (zieht den Kopf ein und lacht) Ich hätte gar keine Chance, es zu vergessen, so oft, wie du mich dran erinnerst, Schatz.
D: Um ein Haar hättest du mich vertrieben.
H: (leise) Dann hätte ich dir jede Menge Sorgen, Ängste und Schmerz erspart.
D: Dann hätte ich aber nie erfahren, wie es ist, die Liebe seines Lebens zu finden.

DIE BEDEUTUNG DER ORGANSPENDE

Hendriks Fall verdeutlicht die Dringlichkeit und den Ernst einer Lebertransplantation. Vor der Transplantation befand er sich in einer kritischen und lebensbedrohlichen Verfassung. Die Transplantation bot ihm, seiner Frau und seinen Kindern die Hoffnung auf ein neues Leben und war seine letzte Chance auf Heilung. Letztendlich war die erfolgreiche Transplantation ein Wendepunkt in Hendriks Leben.

Der Organspendeausweis ist ein Dokument, das die persönliche Entscheidung zur Organspende dokumentiert. Im Falle eines Hirntods wissen Angehörige so, ob der Verstorbene zur Organspende bereit war. Der Ausweis erleichtert es ihnen in dieser Trauerphase, dem Wunsch des Verstorbenen gerecht zu werden. Ein ausgefüllter Organspendeausweis ist daher von großer Bedeutung, um den eigenen Willen zur Organspende klar zu kommunizieren.

Es existieren verschiedene Mythen und Bedenken, die Menschen davon abhalten, einen Organspendeausweis auszufüllen. Und es gibt viele Gründe, warum man sich gegen Organspende entscheiden kann. Vielleicht hat man Angst vor dem Tod oder vor dem Eingriff an sich. Vielleicht gibt es religiöse oder kulturelle Gründe.
Es geht um die Möglichkeit, anderen Menschen zu helfen und ihnen eine Chance auf ein längeres Leben zu geben. Deswegen ist es wichtig, diese Mythen aufzuklären, Ängste zu nehmen

und Menschen über die medizinischen Verfahren zur Feststellung des Hirntods und der Organspende zu informieren.

Die Entscheidung zur Organspende ist eine sehr persönliche und emotionale Angelegenheit. Es geht um das Leben von Menschen, die auf ein Spenderorgan angewiesen sind, um weiterleben zu können. Doch oft fällt es uns schwer, uns mit den Themen Tod und Sterben auseinanderzusetzen, sie sind unangenehm und beängstigend. Gerade deshalb ist es wichtig, sich darüber Gedanken zu machen, sich zu informieren und eine Entscheidung für sich selbst zu treffen. Es gibt keine allgemein geltende Regelung, wer über eine Spende entscheidet. Angehörige können im Falle des Hirntods eines Menschen zur Klärung beitragen, wenn keine schriftliche Entscheidung des Verstorbenen vorliegt.

Ich selbst habe mit zwölf Jahren entschieden, Organspenderin zu werden. Es war keine leichte Entscheidung, aber ich war mir sicher, dass ich damit etwas Gutes tun und anderen Menschen helfen kann. Denn Organspende kann Leben retten. Ich wollte außerdem vermeiden, dass meine Angehörigen im Fall meines Todes eine schwere Entscheidung treffen müssen, wenn ich keine klare Anweisung hinterlassen hätte und ihre Entscheidung nicht in meinem Sinn gewesen wäre.

Ich wünschte, mehr Menschen würden sich Gedanken darüber machen und eine Entscheidung treffen, um ihren Angehörigen diese Last abzunehmen. Es ist wichtig, dass jeder selbst entscheidet, ob er oder sie Organspender werden möchte.

Dr. med. Ebru Yildiz
Leitung Westdeutsches Zentrum für Organtransplantation, Transplantationsmedizinerin

DAS WERT-
VOLLSTE
GESCHENK

Auch im Jahr 2023, in dem wir dieses Buch schreiben, warten rund 9000 Menschen in Deutschland auf ein Spenderorgan. Für viele von ihnen ist dies die einzige Chance, zu überleben. Doch die Zahl der Spender beträgt gerade mal ein Zehntel davon. Jeden Tag sterben immer noch drei Menschen, weil nicht genug Organe vorhanden sind.

Leider ist die Organspende durch einige wenige negative Schlagzeilen nach wie vor unpopulär. Hinzu kommt, dass wir Menschen den Gedanken an das Sterben gern verdrängen und viele zwar bereit wären zu spenden, aber noch keinen Ausweis ausgefüllt haben. Für Angehörige ist es oft eine extrem schwierige Situation, eine solche Entscheidung angesichts eines großen Verlusts im Sinne der Verstorbenen zu treffen.

Ob jemand bereit ist zur Organspende, ist eine persönliche Angelegenheit. Und dennoch: Dass dieses Buch zustande kommen konnte, liegt letztlich an einem ganz besonderen Menschen – dem Spender von Hendriks Leber. In Deutschland sind Organspenden, sofern es sich nicht um Lebendspenden handelt, anonym, es ist nicht möglich und sogar verboten, sich direkt an die Angehörigen zu wenden. In unserem Herzen aber tun wir das jeden Tag. An dieser Stelle möchten wir es auch in Worten tun, auch wenn sie kaum genügen, um unsere tiefe Dankbarkeit auszudrücken.

Danke für das wertvollste Geschenk: Zeit.

HENDRIK

Liebe Spenderfamilie, liebe Angehörige,

seit dem Tag meiner Transplantation überlege ich, wie ich die richtigen Worte finden kann.
Sie haben einen wichtigen Menschen in Ihrem Leben verloren. Ich habe selbst erfahren, was ein solcher Verlust bedeutet und was er mit einem macht. Als ich noch ein Kind war, starb meine Schwester Anna an Krebs und einige Jahre später dann mein Stiefvater bei einem tragischen Motorradunfall. Ich weiß, dass einen anfangs nichts trösten kann. Ich habe aber auch die andere Seite der Trauer erfahren – die Dankbarkeit. Wer einen Menschen verliert, kann irgendwann Trost aus all den schönen Erinnerungen ziehen und wird dankbar sein, diese besondere Person gekannt zu haben.
Dankbarkeit ist auch das, was ich empfinde, wenn ich an Sie denke. Ich hoffe, Ihnen mit diesem Brief ein wenig Trost zu spenden, denn im schlimmsten Moment des Abschieds mussten Sie eine Entscheidung über eine Organspende treffen (oder Spender hat das bereits zu Lebzeiten selbst getan) – und diese hat mein Leben in letzter Sekunde gerettet! Und es ist nicht nur mein eigenes Leben, das Sie gerettet haben, sondern auch das eines Ehemanns und Vaters von fünf wundervollen Kindern.
Sechs Jahre litt ich an einer Autoimmunhepatitis, die meine Leber vollständig zerstörte. Das Tückische bei der Krankheit ist, dass man sie erst dann bemerkt, wenn es bereits zu spät ist. In den letzten eineinhalb Jahren vor der Transplantation ging es mir wirklich sehr schlecht. Ich konnte die Tage nur mit starken Medikamenten (siebenmal so stark wie Morphium) einigermaßen ertragen.

Meine Ärzte waren sich sicher, dass ich den Dezember 2021 nicht überlebt hätte.
Der Tod des Menschen, den Sie verloren haben, geschah zu dem Moment, in dem ich selbst auf der Schwelle des Todes stand. Mich hat die Leber zurückgeholt, während das andere Leben endete.
Mir bleibt nur zu sagen: Es vergeht kein Tag, an dem wir nicht an meinen Spender denken. Wir zünden jeden Morgen zusammen eine Kerze an und sind so dankbar, dass Sie (oder der Verstorbene selbst) sich dafür entschieden haben, die Organe als Spende freizugeben.
Wenn wir uns persönlich kennen würden, wüssten Sie, wie glücklich meine Familie ist, mich um sich zu haben. Ich hoffe, meine Zeilen können Ihnen die Gewissheit geben, dass Sie mit der Entscheidung pro Organspende das Leben vieler Menschen sehr positiv verändert haben!

Danke!

Ihr Hendrik

DENISE

Liebe Familie unseres Spenders,

ich bin Mama von fünf Kindern, die ohne Ihre Entscheidung ohne Vater aufwachsen würden. Und mehr noch, denn ohne die Organspende hätten nicht nur meine Kinder ihren Papa verloren, auch ich hätte meinen besten Freund und die Liebe meines Lebens nicht mehr an meiner Seite. Meinen Seelenmenschen.

Gestern Abend war der Abiball unserer Tochter. Sie ist inzwischen achtzehn Jahre alt, und wir waren so stolz auf sie. Auch in diesem Moment hat die Dankbarkeit überwogen: Wir sind dankbar dafür, dass ihr Papa dabei sein konnte und diesen großen Tag mit ihr erleben durfte.
Leider haben wir keine Informationen darüber, wen Sie verloren haben, ob es der Bruder, die Tochter, die Mutter oder der Vater war. Ein Teil von ihr oder ihm lebt nun in meinem Mann weiter. Wir werden so gut, wie es nur geht, auf diese Leber aufpassen, sie beschützen und niemals vergessen, was für ein Geschenk Sie uns gemacht haben. Es ist das wertvollste Geschenk, das man einem Menschen geben kann ... Zeit!
Meinem Mann ging es vor der Transplantation wirklich sehr, sehr schlecht, und die Zeit lief uns am Ende so sehr davon, dass wir nicht mehr wussten, ob es für uns gut ausgehen würde. Den Moment, in dem der Anruf kam, dass ein passendes Organ gefunden wurde, werden wir nie mehr vergessen. Während wir voller Hoffnung waren, dass die Transplantation meinen Mann retten würde, haben wir in dieser Nacht auch sehr viel an Sie und Ihre Familie gedacht und daran, welche Trauer und welchen Verlust Sie spüren müssen.
Die Dankbarkeit, gemeinsam weiterleben zu dürfen, begleitet uns jeden Tag.

Für uns ist unser Spender kein Fremder, er gehört zu unserem Leben dazu. Wir fühlen uns diesem Menschen so nah, obwohl wir nicht wissen, woher dieses Organ kam. Wir würden gerne so viel mehr tun, als nur diese Briefe zu schreiben.

Ich weiß, dass keines meiner Worte Sie über Ihren Verlust hinwegtrösten kann, aber dennoch würde ich Ihnen gerne etwas über meinen Mann erzählen. Er ist der großzügigste und hilfsbereiteste Mensch, den ich kenne. Er ist warmherzig, humorvoll, sportlich und der beste Papa und Ehemann, den man sich nur wünschen kann. Er engagiert sich für das Thema Organspende und versucht, anderen Menschen dieses so sensible Thema näherzubringen. Mein Mann hat schon viel in seinem Leben erlebt. Seine Schwester starb in der Kindheit an Krebs, sein Stiefvater auf dem Weg von der Arbeit nach Hause. Er half seiner Mutter, diese schwere Zeit zu überstehen, und pflegte aufopferungsvoll seine dementen Großeltern. Ich weiß, man sagt das so salopp, aber er ist wirklich ein guter Mensch. Ich möchte, dass Sie wissen, dass dieses Organ in die besten Hände gekommen ist und dass für uns kein einziger Tag selbstverständlich ist. Mein Mann ist ein Kämpfer, aber ohne Sie hätte er, hätten wir diesen Kampf verloren ...
Ich wünschte, es gäbe mehr als das Wort „Danke“, um all meine Gefühle auszudrücken.

Danke aus ganzem Herzen.

Ihre Denise

DANKSAGUNG

Als Erstes möchten wir uns beim Team von Community Editions bedanken für die Chance, unsere Geschichte in einem Buch zu verewigen. Insbesondere gilt der Dank Sarah Völker, die uns liebevoll als Redakteurin begleitet hat. Ein ganz besonderer Dank geht an Angela Kuepper, die uns mit ihrer langjährigen Erfahrung und ihrer liebevollen Art geholfen hat, unsere traumatischen Erlebnisse zu Papier zu bringen.

Der wohl größte Dank gilt unseren Freunden und Familien: Randa und Dominic Weiser, Julia Schulz-Arslan, Danny und Nadine Albrecht, Natalie Oettgen, Anil und Tanya Balci, Heidemarie Bösing und Bernd Robers. Danke, dass ihr in der schwersten Zeit für uns da wart und wir uns immer auf euch verlassen konnten. Ihr habt nie weggeschaut, wenn es unangenehm wurde, und seid immer für uns da. Wir sind unfassbar dankbar, Menschen wie euch in unserem Leben zu haben.

Wir möchten uns außerdem bei unseren geliebten Kindern bedanken, die mit ihren jungen Jahren so viel Stärke bewiesen und so viel Rücksicht genommen haben, wie wir es nie für möglich gehalten haben. Besonders Tylor hat uns unterstützt, wo es nur geht. Ihr seid das Beste, was uns je passiert ist!

Danke an alle Ärzte und Ärztinnen, Pfleger und Pflegerinnen und das Fachpersonal der Uniklinik Essen! Insbesondere an Dr. med. Ebru Yildiz, PD Dr. med. Jassin Rashidi Alavijeh, PD Dr. med. Katharina Willuweit, Univ.-Prof. Dr. med. Arzu Özcelik, Martina Daniel, Nissrin Saka sowie alle, die mir geholfen haben, zu überleben und nach der Transplantation wieder auf die Beine zu kommen.

Wie unendlich dankbar wir unserer Community sind, sollte allen nach dem Lesen des Buches deutlich klar sein. Dass fremde Menschen uns so sehr emotional den Rücken stärken können, ohne sie jemals getroffen zu haben, hätten wir vorher niemals für möglich gehalten.

Und zu guter Letzt noch ein paar Worte und den herzlichsten Dank an die Menschen, die es ermöglichen, dass wir heute noch ein gemeinsames Leben haben: unserem Spender und seiner Familie. Ihr habt uns das wertvollste Geschenk gemacht, das es in dieser Welt gibt: Zeit! Und ein gemeinsames Leben als Familie. Es vergeht kein Tag, an dem wir nicht an euch denken. Es gibt keine Worte, die unsere Dankbarkeit angemessen ausdrücken können. Ihr seid ein Teil unserer Familie geworden.

WEBLINKS

Kampagne „Organspende – Die Entscheidung zählt!" von der Bundeszentrale für gesundheitliche Aufklärung (BZgA):
https://www.organspende-info.de

„Fragen und Antworten zum Thema Organspende" vom Bundesministerium für Gesundheit
https://www.bundesgesundheitsministerium.de/themen/praevention/organspende.html

Tag der Organspende
https://www.tagderorganspende.de

Das Infotelefon für Fragen rund um die Organspende
0800 90 40 400, gebührenfrei, montags bis freitags von 9 bis 18 Uhr

„Patientenverfügung" vom Bundesministerium für Gesundheit
https://www.bundesgesundheitsministerium.de/patientenverfuegung.html

INSTAGRAM

Transplantationsmedizin UK Essen
https://www.instagram.com/transplantationsmedizin.essen

Bundesverband der Organtransplantierten
https://www.instagram.com BDO_ev

Zentral-OPs der Chirurgie UK Heidelberg
https://www.instagram.com/chirurgie_op_ukhd